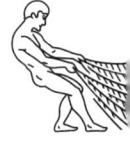

Jörg Blech

DIE PSYCHO FALLE

Wie die Seelenindustrie
uns zu Patienten macht

S. FISCHER

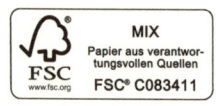

Erschienen bei S. FISCHER

© S. Fischer Verlag GmbH, Frankfurt am Main 2014

Satz: Dörlemann Satz, Lemförde
Druck und Bindung: CPI books GmbH, Leck
Printed in Germany
ISBN 978-3-10-004419-8

»Ist dies schon Tollheit, hat es doch Methode.«

Shakespeare (*Hamlet*)

Inhalt

VORWORT   **Keine Seele ohne Makel**   11

KAPITEL 1   **Die Normalen werden wahnsinnig**   15
Die Literatur kennt einen Irrenarzt, der so lange diagnostizierte, bis er der letzte Normalo war. Die Geschichte wiederholt sich gerade im echten Leben.

KAPITEL 2   **Vorsicht, Diagnose!**   32
Auf dem Jahrmarkt der Diagnosen ist immer etwas los. Erfindungen wie die »generalisierte Heiterkeitsstörung«, die »Freizeitkrankheit« und die »Arbeitsplatzphobie« offenbaren, wie wachsweich die Kriterien der Psychiatrie sind.

KAPITEL 3   **Irren mit Zahlen**   52
Psychiater, Psychologen und die Medien bauschen die Verbreitung von seelischen Leiden systematisch auf. Dabei ist die Zahl der Menschen mit seelischen Problemen in den vergangenen Jahrzehnten gar nicht gestiegen – und die Rate der Suizide sogar deutlich gesunken.

KAPITEL 4   **Seelsorge für die Industrie**   63

Viele Psychiater, Psychologen und Neurologen sind eng mit der Industrie verflochten und arbeiten als bezahlte Redner und Berater. Darunter leidet ihre besondere Verpflichtung gegenüber den Patienten.

KAPITEL 5   **Die Natur der Seele**   76

Evolutionsmediziner entwickeln einen neuen Blick auf die Seele. Seine Fähigkeit, seelisches Leid zu spüren und zu ertragen, hat den Menschen erst zum Menschen gemacht. Ungewöhnliche Verhaltensweisen sind keine anormalen Zustände, sondern sie gehören zum Spektrum menschlicher Regungen.

KAPITEL 6   **Das letzte normale Kind**   93

Ganz gleich ob Rechtschreibschwäche, Zahlendyslexie, Sprachstörung, ODD, ADHS, LRS oder DMDD – eine Welle seelischer Störungen erfasst die Kinder. Doch viele Probleme gehören zur natürlichen Entwicklung oder werden erst durch die äußeren Umstände ausgelöst.

KAPITEL 7   **Manisch pubertär**   125

In die Phase der Adoleszenz deuten Psychiater und Mitarbeiter pharmazeutischer Firmen bipolare Störungen und Psychosen hinein. Dabei ist es in der Pubertät normal, nicht immer normal zu sein.

KAPITEL 8   **Vom Segen der Angst**   141

Die soziale Phobie und die generalisierte Angststörung zählen zu den häufigsten psychischen Diagnosen überhaupt. Tatsächlich kann es vorteilhaft sein, wenn man schüchtern und vorsichtig ist.

KAPITEL 9   **Erschöpfende Erschöpfung**   158

Unter dem Etikett »Burnout« werden Zustände des Ausgebranntseins zur Volkskrankheit. Doch während die einen unter Depressionen leiden, sind die meisten einfach nur gestresst.

KAPITEL 10   **Die gute Seite der Depression**   165

Die Trauer wird von Psychiatern in die Nähe von psychischer Störung gerückt. Schlechte Laune und ständiges Grübeln gelten als Symptome einer klinischen Depression, doch sie helfen dem Menschen, Krisen zu überwinden.

KAPITEL 11   **Zwischen Wahn und Wechsel**   183

Die altersbedingten Hormonveränderungen werden von Ärzten als Auslöser psychischer Störungen dargestellt. Auf diese Weise werden Frauen und Männer in den besten Jahren verrückt gemacht.

KAPITEL 12   **Kommt Zeit, kommt Irrsinn**   204

Das normale Nachlassen des Gedächtnisses im Alter wird zur eigenständigen psychischen Störung erklärt. Dabei werden Verwirrtheit und andere psychische Probleme vielfach erst durch die Medikamente ausgelöst, die ältere Menschen schlucken müssen.

KAPITEL 13   **Was die Seele stark macht**   229

Regelmäßige körperliche Aktivität und Meditation können die Architektur unseres Gehirns verändern und wie ein Schutzschild gegen seelische Probleme helfen.

KAPITEL 14   **Wohl dem, der eine Macke hat**   245

Es ist ein wahres Vergnügen, anders zu sein. Exzentriker sind glücklicher und leben länger als die Normalos. Und mancher Sonderling wird zum genialen Firmengründer.

KAPITEL 15   **Nicht irremachen lassen**   254

Die Gesellschaft lädt Probleme wie Arbeitslosigkeit, Erschöpfung und Erziehungskrisen bei der Medizin ab, anstatt sie zu lösen. Was getan werden kann, um nicht in die Psychofalle zu gehen.

Dank   268
Quellen   269
Register   284

VORWORT **Keine Seele ohne Makel**

Die Psychiatrie ist so weit fortgeschritten, dass es kaum mehr Normale gibt. In einer Studie erfüllten mehr als 80 Prozent der untersuchten jungen Erwachsenen die Kriterien für eine psychische Störung.[1] In jeder Grundschulklasse sitzt statistisch gesehen ein Kind, das Tabletten gegen seelische Erkrankungen verschrieben bekommt. Jeder fünfte Schüler geht zur Therapie. Mit einer Flut immer neuer Diagnosen werden gewöhnliche Menschen in psychische Patienten verwandelt. Diese zweifelhafte Fürsorge der Nervenheilkunde, das werden wir in den einzelnen Kapiteln sehen, begleitet uns ein Leben lang, von der Kindheit bis ins Greisenalter. Irgendein Makel findet sich immer. Ein Normaler ist heute bloß ein Mensch, den der Therapeut noch nicht gründlich genug untersucht hat.

Wer die Grenze zwischen gesund und krank verschiebt, der kann viel Geld verdienen. Pharmazeutische Firmen erschließen ihren Pillen neue Märkte. Der Verbrauch von Antidepressiva hat sich binnen zehn Jahren mehr als verdoppelt – bereits 5 Prozent aller Menschen in Deutschland schlucken Tabletten gegen Depressionen.[2] Ganz gleich, ob Psychiater, Psychologe, Therapeut oder Coach – in der Helferindustrie arbeiten mehr Menschen als in der Automobilindustrie.[3]

Viele, die etwas gegen die Abschaffung der seelischen

Gesundheit unternehmen könnten, sind merkwürdig still. Die meisten Direktoren der Kliniken für Psychiatrie an den Universitäten betreiben eine Seelsorge für die Industrie. Sie bessern ihr Professorengehalt auf und arbeiten als bezahlte Redner und Berater für pharmazeutische Firmen. Einige von ihnen könnten der Versuchung erliegen, die Kritik an der Abschaffung der Seelengesundheit zu übersteigern und auf diese Weise ins Unglaubwürdige zu ziehen. Nach dem Motto: Wer gegen die Ausweitung der Psychiatrie spricht, der wird am Ende behaupten, es gäbe gar keine Menschen mit seelischen Erkrankungen. Dieser rhetorische Trick – argumentum ad absurdum – wäre die schwächste Antwort auf dieses Buch. Niemand bestreitet die Existenz psychischer Leiden. Seelisch kranken Menschen muss geholfen werden. Die anderen jedoch soll die Psychiatrie in Ruhe lassen – und sie dürfen von ihr nicht erst krank gemacht werden.

Die Deutungshoheit über die Seelengesundheit haben wir zu lange den Interessengruppen überlassen. In meinem Buch *Die Krankheitserfinder* habe ich mich damit beschäftigt, wie medizinische Verbände und pharmazeutische Firmen natürliche Wechselfälle des Lebens systematisch in krankhafte Zustände umdeuten – auf diese Weise machen sie Krankheiten zu einem Industrieprodukt.

Viele Reaktionen, Zuschriften, Hinweise und Gespräche sowie neue Recherchen bei unabhängigen Medizinern und Fachleuten offenbaren, wie sehr diese Pathologisierung nun die Seele erfasst hat. Die Inflation der psychiatrischen Diagnosen ist zu einem Megatrend der Gesellschaft geworden.

Soziale Probleme wie Erschöpfung im Beruf, Jobverlust, ständige Erreichbarkeit, Erziehungskonflikte und mangelnde Förderung werden als psychische Störung dargestellt. Unsere Gesellschaft lädt ihre Sorgen gleichsam auf die Couch des Therapeuten und reicht noch einen pharmakologischen Stimmungsaufheller dazu.

Damit können nicht nur die in der Seelenindustrie beschäftigten Menschen hervorragend leben. Wenn die Psychiatrie scheinbar für alles eine Erklärung hat, dann müssen die Politiker und die Gesellschaft sich den mannigfaltigen Problemen wie Arbeitslosigkeit, prekäre Jobverhältnisse, Verlust der traditionellen Familie nicht stellen. Zu wenige übernehmen Verantwortung für soziale Missstände; zu viele gehen in Therapie. Der Grundschüler wird nicht gefordert und gefördert, sondern er wird als Sorgenkind zum Kinder- und Jugendpsychiater geschickt. Der Arbeitslose bekommt keinen Job, sondern er erhält ein Medikament gegen Depressionen. Zum seelisch gestörten Menschen abgestempelt, kann der Einzelne keinen Protest mehr gegen jene gesellschaftlichen Zustände organisieren, die ihn in die Psychofalle getrieben haben.

Dabei sind wir gar nicht so anfällig für seelische Erkrankungen, wie uns die Krankheitserfinder der Seele glauben machen wollen. Das sagt eine Gruppe von kritischen Psychologen und Psychiatern, die in diesem Buch zu Wort kommen. Diese fühlen sich den Menschen mit wahren psychischen Problemen verpflichtet und pathologisieren keine bloßen Alltagsschwierigkeiten. Viele angeblich kranke Verhaltensweisen sind natürliche Anpassungen, die sich im Zuge der Evolution entwickelt haben und zur Natur des

Menschen gehören. Wer das scheinbar Gestörte und Störende wegmachen will, der unterdrückt Kreativität, vernichtet Vielfalt und erzeugt eine seelische Monokultur.

KAPITEL 1 **Die Normalen werden wahnsinnig**

Vor vielen Jahren wollte ein Arzt namens Simão Bacamarte endgültig bestimmen, wo die Grenze zwischen der Vernunft und dem Wahnsinn verläuft.»Die Vernunft verbürgt das vollkommene Gleichgewicht aller Fähigkeiten. Was darüber hinaus liegt, ist Wahnsinn, Wahnsinn und nur Wahnsinn«, erklärte der Mann, ein Sohn adliger Eltern, der als bedeutendster Arzt Brasiliens, Portugals und Spaniens galt.

Die Leitung einer angesehenen Universität schlug Doktor Bacamarte aus und ließ sich lieber in der Provinz nieder. Seine Praxis eröffnete er in Itaguaí, einem Städtchen im Westen von Rio de Janeiro. Als Erstes ging er an den Bau eines Hauses, in der schönsten Straße der Dorfes. Es hatte 50 Fenster auf jeder Seite, einen Hof in der Mitte und zahlreiche Zellen für die Insassen. Dem Asyl wurde der Name »Casa Verde« gegeben, wegen der grünen Fenster. Die Einweihung wurde mit sieben Festtagen begangen; aus den umliegenden Dörfern und Städten und sogar aus Rio de Janeiro strömten die Menschen herbei.

Nachdem die öffentlichen Festlichkeiten vorüber waren, machte der Psychiater sich an die Arbeit. Doktor Bacamarte erklärte: »Mir kommt es bei meinem Werke, der Casa Verde, in der Hauptsache darauf an, gründlich den Wahnsinn zu studieren, seine verschiedenen Grade zu beobachten, seine Fälle zu klassifizieren, endlich die Ursache des Phänomens und das allgemeine Heilmittel dafür zu finden.«

Nach vier Monaten bildete die Casa Verde eine Ortschaft für sich. Weil die ersten Quartiere nicht mehr ausreichten, ließ Doktor Bacamarte einen Flügel mit weiteren 37 Zellen anbauen. »Der Wahnsinn, der Gegenstand meiner Studien, war bis heute eine verlorene Insel im Ozean der Vernunft«, sagte er versonnen. »Ich beginne anzunehmen, dass er ein Kontinent ist.«

Immer mehr Bürger wurden eingeliefert. Der Schrecken wuchs. Schon wusste niemand mehr, wer bei Verstand war und wer nicht. Die Kette der Einlieferungen riss nicht ab. Ganz gleich, ob einer Lügen in die Welt setzte, sich als Lästermaul hervortat, gerne Rätsel löste, die Nase in fremde Töpfe steckte oder sich voller Eitelkeit herausputzte. Egal, ob einer verschwenderisch war oder geizig – sie alle wanderten in das Asyl. Es gab keine Anhaltspunkte mehr dafür, wer im Vollbesitz seiner geistigen Kräfte war. Vier Fünftel der Bevölkerung lebten in dem Haus mit den grünen Fenstern.

Jahrmarkt der Seelenleiden

Die Geschichte des Doktor Simão Bacamarte erzählt Joaquim Maria Machado de Assis (1839 bis 1908), einer der berühmtesten Schriftsteller Brasiliens, in seiner Novelle *Der Irrenarzt*.[1] Sie scheint in einer fernen Zeit zu spielen, doch ist sie gegenwärtiger denn je. Psychiater und Psychologen sind gerade dabei, die Grenze zwischen normal und krank zu verschieben. Eine der vielen, vielen neuen seelischen Störungen, die dabei entstehen, hat am 9. November 1989 in Ostberlin ihren Lauf genommen. Auf ihrem Balkon hörte die Frau, die als eine der ersten Personen daran erkranken sollte, Rufe von der rund 200 Meter entfernten Grenze: »Tor auf!« Ungläubig sah sie, wie Tausende Menschen durch den geöffneten Schlagbaum des Übergangs Bornholmer Straße nach Westberlin strömten.

Gabriele Müller und ihr Mann verbrachten die Nacht, in der vor ihren Augen die Berliner Mauer fiel, zu Hause. Sie lag lange wach. »Die Wende habe ich als ein Glück empfunden«, erinnert sie sich. Aber zugleich zogen Sorgen durch ihren Kopf. »Mir war sofort klar, dass unser Wirtschaftssystem zusammenbrechen wird.«[2]

Ihre dunkle Vorahnung erfüllte sich: Ein Jahr später ging ihr Arbeitgeber pleite, ein Volkseigener Betrieb für Freizeitartikel. Zelte und Faltboote aus dem Ostsortiment wollte niemand mehr haben. Gabriele Müller war jetzt ohne Arbeit.

Sie absolvierte ein Aufbaustudium zur Marketingfachwirtin, aber sie fand keinen festen Job mit Perspektive. Die bis dahin letzte Stelle als Arbeitsvermittlerin in einem Berliner Jobcenter hätte sie sehr gerne behalten, jedoch endete sie »durch Befristungsablauf«.

Es war jener Augenblick, wo die pflichttreue Gabriele Müller morgens einfach liegen blieb – und damit zum Fall für die Psychiatrie wurde.

Nach einer Kur in Bad Pyrmont kam sie ins Rehabilitationszentrum Seehof im brandenburgischen Teltow, das an den Berliner Südwesten grenzt. Die dreigeschossigen Gebäude stehen nahe der ehemaligen innerdeutschen Grenze, in einem Park mit Kirschbäumen. Die Ärzte stellten bei ihr eine »posttraumatische Verbitterungsstörung« fest.

Von dieser Krankheit hatte Gabriele Müller noch nicht gehört.

Am Ende eines langen Flurs wartet der Erstbeschreiber des Leidens. Michael Linden ist Psychiater, Psychologe und ärztlicher Direktor des Rehabilitationszentrums. Er hat in Westberlin studiert, wo er bis heute wohnt. Jeden Tag pendelt er nach Teltow in die ehemalige DDR, jenen untergegangenen Staat, dem er seine interessantesten Fälle verdankt.

Die Welle der verbitterten Menschen sei mit einer Verzögerung von etwa zehn Jahren nach der Wiedervereinigung gekommen. Viele von ihnen hätten den Übergang in die neue Arbeitswelt nicht geschafft. Andere erfuhren nach der Wende, dass der eigene Partner sie bespitzelt hatte. Linden sagt: »Zu mir kamen Menschen mit schwerwiegenden reaktiven psychischen Auffälligkeiten.«

Doch die gängigen Diagnosen hätten nicht gepasst. »Da verließ einer das Haus nicht mehr – aha, das klang doch wie eine Agoraphobie. Dann sagte er, er schlafe nicht mehr und denke an Suizid – aha, eine Depression. Dann stellte ich fest, dass er ohne jeden Grund mit seiner Frau stritt – aha, das ist eine Persönlichkeitsstörung«, sagt Linden. »Das stellte mich nicht zufrieden. Dann sah ich den nächsten Patienten – und bei dem passte das auch nicht. Ich entwickelte Instrumente, um das Nichtpassende zu erfassen. Und dann merkte ich: Aha, da gibt es eine Untergruppe von Patienten, die ich auf diese Art einheitlich beschreiben kann.«

Linden hat seine Beobachtung zuerst in einem Vortrag kundgetan und danach in der Fachzeitschrift *Der Nervenarzt* erläutert. Bestimmte Menschen, schreibt Linden, entwickelten nach einem negativen Lebensereignis »einen ausgeprägten und langanhaltenden Verbitterungsaffekt, weshalb von einer posttraumatischen Verbitterungsstörung (PTED) gesprochen werden kann«.[3] Etwa 2 Prozent der Bevölkerung seien betroffen.

Es ist das höchste Ziel eines jeden Psychiaters, eine Störung zu entdecken, die an seinen Namen gekoppelt ist. Das ist im echten Leben nicht anders als beim literarischen Irrenarzt Simão Bacamarte.

»Wir sind ja nicht dazu da, alte Dinge wiederzukäuen, sondern wir versuchen, Neuland zu betreten«, sagt Michael Linden. »Und hin und wieder erweist sich das Neuland als tragfähig.«

Um die posttraumatische Verbitterungsstörung in der Fachwelt bekannt zu machen und sie gleichsam als offizielles, amtliches Leiden zu verankern, wandte Michael Linden sich an die größte Psychiatervereinigung der Welt: an die American Psychiatric Association (APA) in Arlington (US-Bundesstaat Virginia), die 36 000 Mitglieder zählt.

Wer eine neue psychische Krankheit in die Lehrbücher bringen will, der kommt an dieser Fachgesellschaft nicht vorbei. Die APA gibt eine Art Bibel der Psychiatrie heraus, das Diagnostische und Statistische Manual Psychischer Störungen (DSM). Was in diesem dicken Handbuch steht, das darf als anerkannte seelische Krankheit gelten. Das Handbuch beeinflusst Psychiater und Psychologen in der ganzen Welt und nimmt häufig Änderungen in der Internationalen statistischen Klassifikation der Krankheiten und verwandter Gesundheitsprobleme (ICD) der Weltgesundheitsorganisation vorweg. Die ICD wird derzeit überarbeitet und soll vermutlich 2015 in der elften Ausgabe erscheinen.

Die Klassifikationssysteme bestimmen nicht nur, was noch normal ist und was schon verrückt. Sie beeinflussen die Marketingstrategien von pharmazeutischen Firmen, das Verschreibungsverhalten von Ärzten, die Ausgaben der Gesundheitssysteme, und sie prägen die Art und Weise, wie die Öffentlichkeit über psychische Störungen denkt.

Psychologen und Psychiater üben einen großen Druck aus, die Klassifikationssysteme immer stärker auszuweiten. Ehrgeizige Wissenschaftler wie Michael Linden bombardieren die Gremien mit Vorschlägen für immer neue Syndrome. Sie berichten von alten Menschen, die Krempel in der Wohnung horten, von Frauen, die mit Pinzetten an ihrer Haut zupfen, von Menschen, die jederzeit Sex haben wollen, von Leuten, die zu viel Kaffee trinken.

Das erzeugt einen gewaltigen Sog, um sogar gewöhnliche und in der Bevölkerung weitverbreitete Verhaltensweisen in Störungen zu verwandeln. Vieles, was heute noch als normales Verhalten durchgeht, könnte morgen als seelische Krankheit klassifiziert sein. Aus Eigenbrötelei ist auf diese Weise bereits die »schizoide Persönlichkeit« geworden, aus Schüchternheit schon die »soziale Phobie«, aus der schlechten Laune die »Dysthymie«, an der allein in Deutschland mehr als drei Millionen Menschen erkrankt sein sollen.

Oligarchen der Psychiatrie

Die Entscheidung, ob eine vermeintlich neue psychische Störung den Segen der APA erhält und damit quasi amtlich wird, ist einem Kreis von nur etwa 160 Frauen und Männern vorbehalten. Sie sind so etwas wie die Oligarchen der Psychiatrie. Sie sind durch nichts legitimiert, wenn man davon absieht, dass sie sich hochgedient haben in die Machtzirkel, sprich Arbeitskreise der APA. Hinter den Kulissen stimmen sie darüber ab, welche neuen psychischen Krankheiten in die nächste Ausgabe des DSM aufgenommen werden – der Wahnsinn entsteht durch Mehrheitsentscheid. Es ist diese Gruppe von Medizinern und Psychologen, die darüber befindet, wer Psychopharmaka nehmen, sich auf die Couch des Therapeuten legen oder gar in die Psychiatrie eingewiesen werden soll.

Nur wenige deutschsprachige Experten haben es in den erlauchten Kreis der DSM-5-Autoren geschafft. Einer von ihnen ist Hans-Ulrich Wittchen, der das Institut für Klinische Psychologie und Psychotherapie der Technischen Universität Dresden leitet. Der Mann reist von Kongress zu Kongress, ist bezahlter Berater von pharmazeutischen Firmen und gehört überdies zu den Herausgebern der deutschen DSM-Ausgabe. Allein dafür erhält er jedes Jahr Tantiemen in Höhe von einigen Tausend Euro.

In den vergangenen Jahren leerte Wittchen viele Schachteln »Lord Extra« an seinem Schreibtisch. Nach dem Tagwerk begann nämlich die Spätschicht am DSM-5. Wittchen bildete mit einem Australier, einem Südafrikaner, einer Holländerin und zehn US-Amerikanern die Gruppe für Ängste, Zwangsstörungen und Dissoziative Störungen.

Es sei »eine Ehre, eine große Ehre,« am Standardwerk DSM mitarbeiten zu dürfen, sagte Wittchen, als der Redaktionsschluss für den neuen DSM-5 herannahte. Seine Arbeit in der heißen Phase sah so aus: Er las Hunderte wissenschaftliche Publikationen und tauschte mit den Kollegen unzählige Textfassungen per E-Mail aus. Die Ausdrucke füllten einen ganzen Schrank. Zuletzt hatte Wittchen jede Woche zwei, drei Telefonkonferenzen, jeweils zwischen 20 Uhr und Mitternacht.

Hans-Ulrich Wittchen ist auf dem Höhepunkt seiner Karriere angelangt. Ein mächtiger Institutsdirektor, der dem Fach seinen Stempel aufdrücken konnte. Wittchen bezeichnet sich als einen der wissenschaftlichen Väter der Panikstörung. Das von Sigmund Freud erfundene Konzept der Angstneurose habe er auseinandergenommen, so dass es durch die Panikstörung und die generalisierte Angststörung ersetzt werden konnte. Das alles, erzählte ein strahlender Wittchen, habe bereits Eingang in das DSM-IV gefunden und stehe auch im DSM-5. Viele Passagen trügen seine Handschrift.

Ist das der Grund dafür, dass Wittchen im Gespräch eher wie ein Hüter der alten Werte erscheint, wenn er von den Scharmützeln in seiner DSM-5-Arbeitsgruppe erzählt? Ein ums andere Mal sei einer der Kollegen mit einem angeblich neuen Seelenleiden angekommen. »Also jede deviante kleine Verhaltensweise, die in der Tat manchmal hochdramatische spezielle Interventionen erfordert, wurde an irgendeiner Stelle diskutiert als eigenständige, neue

Identität«, sagte er. »Richtig gespalten war unsere Gruppe bei der ›Hoarding‹-Störung und der ›Skin Picking‹-Störung.«

Am Ende unterlag Wittchen: Beide Störungen stehen in der Bibel der Psychiater als eigenständiges Krankheitsbild. Mit jeder neuen Ausgabe des DSM sind bisher neue Krankheiten hinzugekommen. Aus einem Heft von anfangs 130 Seiten ist ein Buch geworden, das zwei Kilogramm wiegt und knapp 1000 Seiten hat.

Die neuen Leiden der Seelenheilkunde

Insbesondere für Kinder ist es schwierig geworden, als normal durchzugehen. Für aufbrausende Schüler mit Neigung zu Wutanfällen haben die DSM-Autoren gerade eine zusätzliche Kategorie erschaffen: die »disruptive Launenfehlregulationsstörung« oder DMDD (nach der englischen Wortschöpfung »Disruptive Mood Dysregulation Disorder«).

Der Anteil der Kinder, die offiziell als psychisch krank eingestuft werden, ist in den Vereinigten Staaten von Amerika in einem Zeitraum von 20 Jahren auf das 35-fache gestiegen. Mehr als jeder vierte Schüler zwischen sechs und 18 Jahren hat eine Sprachtherapie bekommen. Eins von zehn Kindern war in psychotherapeutischer Behandlung. Viele schlucken Psychopharmaka.

Die Vergesslichkeit im Alter hat es ebenfalls in den Rang einer amtlichen psychiatrischen Krankheit geschafft und den Namen »milde neurokognitive Störung« erhalten.

Das »Trauerjahr« schließlich mag dem Volksmund geläufig sein, weil es die Menschen als normal empfinden, wenn ein Mensch Zeit braucht, um den Verlust eines nahen Angehörigen oder guten Freundes zu verwinden. Diese Frist war im DSM-IV bereits auf zwei Monate begrenzt, nun hat die zuständige Arbeitsgruppe im DSM-5 sie abermals verkürzt, auf zwei Wochen. Das bedeutet: Wer vierzehn Tage nach dem Tod eines Verwandten noch schwer niedergeschlagen ist, der kann als psychisch gestört eingestuft werden.

Der Heißhunger hat ebenfalls sein Debüt als psychische Krankheit gegeben. Die Fressattacken-Störung (im englischen Original »Binge Eating Disorder«) soll jene Menschen betreffen, die nicht immer kontrollieren können, wie viel oder wie schnell sie essen. Um als seelisch gestört zu gelten, reicht es, wenn diese Art der Nahrungsaufnahme einmal in der Woche vorkommt, und zwar über einen Zeitraum von drei Monaten.

Rein rechnerisch sind alle psychisch krank

Die Zahl der Diagnosen im neuen, dicken DSM liegt bei 250. Hinter jeder dieser Diagnosen soll sich eine eigenständige, gesonderte, einzigartige Krankheit verbergen, ein angebliches biologisches Merkmal, das man genauso eindeutig diagnostizieren könne wie etwa das Merkmal, angewachsene Ohrläppchen zu haben. Und so wie ein bestimmter Anteil der Menschheit angewachsene Ohrläppchen hat, so soll ein bestimmter Prozentsatz der Menschen an den jeweiligen seelischen Störungen leiden. Allein für die DMDD, die frisch erfundene disruptive Launenfehlregulationsstörung, haben Psychiater eine natürliche Verbreitung, eine Prävalenz, von mehr als 3 Prozent beschlossen. Wenn man die ganzen psychischen Störungen, die in den Klassifikationssystemen aufgeführt sind, hernimmt und ihre jeweilige angebliche Verbreitung zusammenrechnet, dann stellt man fest: Rein rechnerisch müssten wir alle eine psychische Störung haben. Der Wahnsinn wird normal – die Normalen werden wahnsinnig.

Der Psychiater Allen Frances von der Duke University im US-Bundesstaat North Carolina war Vorsitzender der Kommission, die das DSM-IV zu verantworten hat. Er sagt selber: Psychische Störungen seien aus »praktischer Notwendigkeit, Zufall, allmählicher Verwurzelung, Präzedenz und Trägheit« in das DSM gelangt. Es sei also kein Wunder, dass »die Störungen nach dem DSM ein ziemliches Sammelsurium ohne innere Logik sind und sich teilweise gegenseitig ausschließen«.[4]

Gläser etikettieren, nicht Menschen

Mehr als 14 000 Mediziner, Psychologen und andere besorgte Menschen haben eine Petition im Internet gegen die Inflation der psychischen Diagnosen unterschrieben. Mehr als 50 internationale Fachgesellschaften der Psychologie und angrenzender Gebiete unterstützen den Protest. Auf einem Jahrestreffen der APA in San Francisco demonstrierten Hunderte Bürger gegen die anwesenden Psychiater und

Psychologen. Einige von ihnen hielten Plakate hoch, auf denen stand: »Etikettiert Gläser, nicht Menschen.«

Auch in Deutschland melden sich kritische Stimmen zu Wort. Andreas Heinz, der die Klinik für Psychiatrie und Psychotherapie der Berliner Charité leitet und als einer der wenigen unabhängigen Psychiater gilt, sagt: »Mir fehlt da eine Beschränkung. Die Leidenszustände werden pathologisiert. Es ist falsch, alle möglichen Befindlichkeitsstörungen mit einem Krankheitsbegriff zu belegen.« Und sogar die Deutsche Gesellschaft für Psychiatrie und Psychotherapie, Psychosomatik und Nervenheilkunde (DGPPN) sieht eine Grenze überschritten und lässt über ihren Präsidenten mitteilen: »Die Einführung neuer Diagnosen psychischer Störungen und die Vermehrung und Ausweitung der Grenzen psychischer Störungen kann zu einer Medikalisierung von Problemen unserer Gesellschaft und aller psychischer Leidenszustände führen.«[5]

Der erfahrene Psychiater und Medizinsoziologe Asmus Finzen warnt davor, Leute vorschnell zu Patienten abzustempeln und mit Medikamenten zu versorgen. Manche Menschen würden auf diese Art und Weise regelrecht erst ins Kranksein gelockt. »Wenn man eine neue Diagnose anbietet, stürzen sich die Leute darauf. Und wenn sie dann noch eine Pille verschrieben bekommen, werden sie sehr direkt ermuntert, sich krank zu fühlen«, sagt Asmus Finzen. Auf fatale Weise werde übersehen, wie wehrhaft die Psyche von Natur aus ist.

Ein weiteres Problem des Aufblähens der Psychiatrie ist, dass Menschen mit schweren, behandlungswürdigen seelischen Leiden gar keine Hilfe erfahren oder sehr lange auf eine Therapie warten müssen, weil die psychiatrischen Scheinpatienten ihnen die Behandlungsplätze wegnehmen. Der Psychiater und Theologe Manfred Lütz schreibt in seinem Buch *Irre!*: Durch »das imperialistische Ausweiten des Reiches der Psychiatrie um irgendwelche mehr oder weniger banale Befindlichkeitsstörungen nimmt man den wirklich kranken Menschen die notwendigen Therapiemöglichkeiten«.[6]

Die Explosion der Diagnosen verfolgt Klaus Dörner, der ebenfalls zu den streitbaren Psychiatern des Landes zählt, mit zunehmender Sorge. Mit »katastrophalen Folgen wird der Bereich des Gesunden auch bei Befindlichkeitsstörungen immer mehr verkleinert und damit seiner motivierenden Stacheln beraubt. Der Bereich des Krankhaften wird immer weiter aufgebläht. Dafür nur wenige Beispiele: Umgang mit Schlafstörungen, Essstörungen, Angst, Aufmerksamkeitsstörungen bei Kindern, aber auch unerwünschte Kinderlosigkeit oder Schönheitsmängel«, warnte Dörner.[7] Seine Kollegen hätten es geschickt verstanden, Alltagsschwierigkeiten als psychische Krankheiten zu deuten, urteilt Dörner heute mit leichter Resignation. Die Leute nähmen den Trost der Psychiater nur allzu gern an. Auch wenn ihre Befindlichkeitsstörungen nicht besser würden, so hätten die Menschen doch eine Erklärung.

Die vom Psychiater Michael Linden beschriebene posttraumatische Verbitterungsstörung hat gewiss das Zeug dazu, als Erklärung zu dienen. Die DSM-Autoren jedoch haben das von ihm entdeckte Neuland für nicht tragfähig befunden.

Fragt man den Dresdner Hans-Ulrich Wittchen nach der

Verbitterungsstörung, antwortet dieser: »Linden zeigt, dass der Prozess, über den Menschen eine psychische Störung ausdrücken, manchmal über etwas läuft, das wir als Verbitterung bezeichnen können. Das ist nicht genug, um daraus eine eigene Diagnose machen zu können.«

Fünf Wochen hat Gabriele Müller im Rehabilitationszentrum in Teltow verbracht. Dort habe man sich für ihre Probleme interessiert. Sie sagt: »Ich glaube aber nicht, dass ich irgendeine Störung im Gehirn habe.«

Das Psychopharmakon, das ihr die Ärzte verschrieben haben, schluckte Gabriele Müller nicht. Ihre Verbitterung sei anders heilbar, findet die Berlinerin: »Die beste Therapie wäre doch, ich würde eine Arbeit finden.«

Arbeitslosigkeit geht unter die Haut

Tatsächlich ist die Vermutung, dass Arbeitslosigkeit damit verknüpft ist, eine posttraumatische Verbitterungsstörung oder eine andere psychiatrische Erkrankung zu entwickeln, äußerst fragwürdig. Wer als Arbeitsloser eine psychische Diagnose bekommt, der wird auf diese Weise von der Gesellschaft ausgeschlossen. Er wird einer bestimmten sozialen Gruppe zugeordnet und muss mit dem Makel leben, ein persönliches Defizit im Gehirn zu haben – anfällig für psychische Probleme zu sein.

Dabei gerät aus dem Blick, dass arbeitslose Menschen eben keine psychische Macke haben, sondern völlig normale Menschen sind – die aufgrund der gesellschaftlichen Umstände auf einmal als »Minderleister« dastehen. Der

Psychologe Benedikt Rogge von der Universität Bremen hat 60 arbeitslose Menschen interviewt und wissenschaftlich beschrieben, wie »uns die Arbeitslosigkeit unter die Haut geht«.[8] In seiner Untersuchung hat er herausgearbeitet, wie die Psychiatrie die öffentliche Meinung über Arbeitslose prägt: Menschen würden, wenn sie ihre Arbeit verlören, unweigerlich krank.

Der Psychologe Rogge dagegen konstatiert: »Viele Menschen leiden unter Arbeitslosigkeit zwar tatsächlich so stark, dass sie im Verlauf der Zeit klinisch relevante Belastungssyndrome entwickeln und sogar erkranken. Allerdings leiden viele einfach nur, ohne gleich als psychisch krank beschrieben werden zu können. Die Pathologisierung der Arbeitslosigkeit führt diese als krank etikettierten ›Normalen‹ jedoch der Behandlungslogik medizinischer, therapeutischer und anderer Interventionen zu. Dadurch wird Arbeitslosigkeit auf einmal primär zu einem Problem des Gesundheitssystems und der Gesundheitsförderung, und nicht mehr der Sozialpolitik.«

Dieser Vorgang spiegelt sich in den Krankheitsstatistiken. Menschen, die keine Arbeit haben, werden viel häufiger wegen psychischer Störungen in Krankenhäuser eingeliefert als vergleichbare Menschen, die Arbeit haben. Auch die Wahrscheinlichkeit, Medikamente gegen Depressionen verschrieben zu bekommen, liegt bei Menschen ohne Arbeit viel höher.

Der Psychologe Rogge erzählt die Geschichte eines arbeitslosen Mannes, den er für seine Studie befragt und untersucht hat. Der Mann war selbst erstaunt, wie sehr ihm der Jobverlust zusetzte. Eine unheimliche körperliche

Unruhe erfasste ihn, er litt unter Herzrasen und zeigte Anzeichen einer »Major Depression«. Der Mann wurde aber plötzlich wieder gesund. Denn an dem Tag, an dem er »die Zusage für seine Wunschstelle erhält, sind sämtliche seiner Symptome wie weggeblasen. Und dieser Effekt hält an.« Es ist wichtig zu unterscheiden, dass arbeitslose Menschen unter ihrer sozialen Situation leiden – und nicht an psychischen Erkrankungen.

Wie die arbeitslose Berlinerin Gabriele Müller sind viele Menschen durch den Verlust der Arbeit »schlicht: verbittert – und eben nicht psychisch krank«, sagt Benedikt Rogge. »Die Erfindung der posttraumatischen Verbitterungsstörung verschiebt also den Schwerpunkt, weg von dem Versuch, das gesellschaftliche Problem der Arbeitslosigkeit zu beheben oder darüber nachzudenken, wie wir mit Arbeitslosen umgehen (Stichwort: Grundeinkommen), hin zur Diagnose psychischer Erkrankungen und zur psycho- und pharmakotherapeutischen Behandlung von vermeintlich ›kranken‹ Menschen.«[9] Gabriele Müller hat dies intuitiv gespürt, als sie das verschriebene Psychopharmakon einfach nicht nahm. Sie war gut damit beraten, wie wir noch sehen werden.

Die vorstehende Argumentation sollte dazu führen, das Konzept der posttraumatischen Verbitterungsstörung zu überdenken. Im echten Leben rücken Psychiater leider selten von ihren Theorien ab – doch in der Novelle *Der Irrenarzt* ist es so gekommen: Doktor Simão Bacamarte wurde auf dem Höhepunkt seiner Macht nachdenklich. Immerhin vier Fünftel der Stadtbevölkerung lebten in der Anstalt mit den grünen Fenstern. Hatte er es übertrieben? Bacamarte überdachte seine Theorie über die Vernunft und den Wahnsinn – und verkehrte sie in ihr Gegenteil. Die neue Lage teilte der Psychiater der Stadtverwaltung mit: »Bei dieser Prüfung und aus dieser statistischen Tatsache heraus habe ich die Überzeugung gewonnen, dass die wahre Lehre nicht diese ist, sondern die entgegengesetzte, und man somit als normal und beispielhaft gerade das Fehlen jenes Gleichgewichtes der geistigen Kräfte ansehen muss, und als pathologische Hypothesen all die Fälle gelten, in denen dieses Gleichgewicht fehlerlos arbeitet.«

Mit anderen Worten: Der Doktor hatte die Falschen behandelt – die Vernünftigen waren das Problem.

KAPITEL 2 **Vorsicht, Diagnose!**

Für die Art und Weise einer medizinischen Behandlung ist es erstaunlicherweise gar nicht so entscheidend, was genau einem erkrankten Menschen fehlt. In vielen Fällen hängt die Behandlung davon ab, in welcher Krankenhausabteilung der Patient landet, an welche Sorte von Facharzt er zuerst gerät.

Bei Rückenschmerzen etwa wird der Chirurg auf eine kaputte Bandscheibe tippen und vorschlagen, diese zu operieren. Ein Rheumatologe wird beim selben Patienten einen Labortest veranlassen und entzündungshemmende Medikamente verschreiben. Ein konservativ behandelnder Orthopäde wird Rückenschmerzen auf eine muskuläre Verspannung zurückführen und Massagen empfehlen.

Die Medizin hat einen Namen für das Syndrom: »Wen du siehst, ist, was du kriegst.« In der Psychiatrie ist es besonders weit verbreitet, weil es gerade in diesem Fach nicht an Theorien mangelt, alle möglichen Symptome auf seelische Störungen zurückzuführen.

Die Patientin Edna Wilburn hat es am eigenen Leib erfahren; ihr tragischer Fall ist zum Klassiker geworden. Die Amerikanerin fühlte sich eines Tages unwohl und begab sich vorsorglich in ein Krankenhaus. Das Personal in der Notaufnahme fertigte erst einmal ein Bild mit dem Computertomographen an, untersuchte das Blut, wusste nicht recht weiter und fragte sich: Wohin mit Frau Wilburn?

Im Zweifel in die Psychiatrie: Frau Wilburn wurde ans Cleveland Psychiatric Institute überwiesen, wo das Personal nicht so zaghaft war. Im Gegenteil, die Psychiater wurden gleich fündig und diagnostizierten eine »Anpassungsstörung«. Da Edna Wilburn aber kein sonderlich schwerer Fall sei, dürfe sie wieder nach Hause. Noch in derselben Nacht verschlechterte sich der Zustand der Frau, und sie begab sich abermals in die Notaufnahme des Krankenhauses. Diesmal verzichtete das medizinische Personal gänzlich auf eigene Untersuchungen und überwies die Frau abermals an die Kollegen in der Psychiatrie, zumal diese bereits eine Anpassungsstörung diagnostiziert hatten. Bei den Psychiatern erging es Edna Wilburn gar nicht gut. Sie stürzte häufig und konnte ihre Blasenfunktion nicht kontrollieren. Aber das machte die Nervenärzte nicht weiter stutzig. Geschlagene drei Wochen behielten sie die Frau bei sich und überwiesen sie dann an eine Tagesklinik für Patienten mit psychischen Störungen.

Nach 18 Tagen erlitt Edna Wilburn einen schweren Anfall. Mit Blaulicht wurde sie in ein anderes Krankenhaus gebracht. Die dortigen Ärzte erkannten endlich, was ihr fehlte. Die Frau war mitnichten psychisch gestört. Sie litt unter einer thrombotisch-thrombozytopenischen Purpura, einer seltenen Erkrankung, bei der die Blutplättchen verklumpen und es zu Schlaganfällen kommt.

Die Geschichte von Edna Wilburn erzählt der Arzt und Psychologe Pat Croskerry von der Dalhousie University im kanadischen Halifax als mahnendes Beispiel.[1] Croskerry gehört zu den wenigen Medizinern, die wissenschaftlich erforschen, nach welchen Kriterien Ärzte Diagnosen stellen. Insbesondere Psychiater sind anfällig für Fehler. Denn sie neigen dazu, unterschiedlichste Symptome auf seelische Leiden zurückzuführen – und haben auf diese Weise schon viele Fehldiagnosen gestellt und schlimme Behandlungsfehler begangen. »Wenn sie die Gelegenheit haben, dann finden Psychiater überall Krankheit«, warnte auch die US-amerikanische Medizinjournalistin Lynn Payer – und gab ein eindrückliches Beispiel: Von 1000 Menschen, die in die Notaufnahme eines großen Krankenhauses in Montreal kamen und zuerst von Psychiatern untersucht worden waren, erhielten 98 Prozent eine psychiatrische Diagnose.[2]

Normal in verrückter Umgebung

Auf einen ebenso mutigen wie ungewöhnlichen Selbstversuch ließ es David Rosenhan ankommen, ein Psychologe an der Stanford University in Kalifornien. Im Alter von 40 Jahren wusch und rasierte er sich einige Tage lang nicht. Dann vereinbarte David Rosenhan unter falschem Namen einen Termin in einer psychiatrischen Anstalt und ließ sich von seiner Frau vor dem Haupteingang absetzen. Mit Bartstoppeln und in verdreckter Kleidung.

In der Aufnahme erzählte Rosenhan den Ärzten von wunderlichen Stimmen, die er gehört habe. Diese seien kaum zu verstehen gewesen, hätten aber gesagt: »leer«, »dumpf« und »hohl«. Diese Symptome hatte Rosenhan sich ganz bewusst ausgedacht, weil sie zu keiner der in der Literatur beschriebenen Psychosen passten. Den Psychiatern in der Aufnahme war es egal, sie kamen auch so auf eine Diagnose, die lautete: »Schizophrenie in Remission«.

In den Folgejahren wurde der Versuch noch einige Male wiederholt. Rosenhan und sieben ebenfalls geistig gesunde Mitstreiter ließen sich unter falschem Namen und mit den gleichen Symptomen in insgesamt zwölf Nervenkliniken einliefern. Die Regeln des Experiments sahen vor, dass die Scheinpatienten sich anschließend völlig normal und hilfsbereit verhalten sollten. Sie befolgten die Regeln des Anstaltslebens und nahmen die verschriebenen Psychopharmaka ein – allerdings nur zum Schein.

Jedes Mal lautete die spannende Frage: Wie lange würde es wohl dauern, bis die Nervenärzte den falschen Kranken entdecken und aus der Klinik entfernen würden? Das Ergebnis: Niemand wurde enttarnt. Alle acht Scheinpatienten bekamen eine psychiatrische Diagnose und mussten im Durchschnitt drei Wochen lang in der Anstalt bleiben. Sie bekamen insgesamt 2100 Tabletten mit den unterschiedlichsten Wirkstoffen – und das, obwohl sie alle das gleiche Symptom vorgespielt hatten. In einer Anstalt wurde Psychologe Rosenhan geschlagene 52 Tage festgehalten, ehe man ihn endlich entließ.

Auch mit der Gegenprobe hat David Rosenhan die Psychiater hereingelegt. Dazu kündigte der Psychologe den Ärzten einer Nervenklinik an, er werde ihnen in den nächsten drei Monaten einige Scheinpatienten unterjubeln. In Wahrheit aber begaben sich diesmal nur Patienten mit einer gesicherten psychiatrischen Diagnose in die Aufnahme. Jetzt verhielten sich die Ärzte kritischer. 10 Prozent der insgesamt 193 Menschen mit seelischer Störung hielten sie für gesund – und wiesen sie ab.

Unter dem Titel »Vom Normalsein in verrückter Umgebung« hat das renommierte Wissenschaftsmagazin *Science* 1973 den Bericht Rosenhans veröffentlicht und damit einen Coup gelandet. Die Selbstversuche entlarvten die Willkür der Nervenärzte und erschütterten die Glaubwürdigkeit der Psychiatrie. David Rosenhan rückt die entscheidende Frage in den Mittelpunkt. Nach welchen Kriterien bestimmen Psychiater die Grenze zwischen gesund und krank?

Diagnosen sind keine Wahrheiten

»So oder so! – wie man's macht, ist's verkehrt!«, ruft in der Novelle *Der Irrenarzt* ein unglückseliger Mensch, bevor er in die Casa Verde eingeliefert wird. So geht es mitunter auch im echten Leben zu, wenn normale Menschen sich auf einmal in der Psychiatrie wiederfinden. Nur wenige Geschichten werden in der Öffentlichkeit so bekannt wie die des Gustl Mollath, der sieben Jahre lang gegen seinen Willen in der Psychiatrie festgehalten wurde.

Der in Nürnberg lebende Gustl Mollath, ein Restaurator von Oldtimern, hatte keine gute Ehe. Er soll seine Frau geschlagen und gebissen haben, was Mollath bestreitet. Es kam zum Rosenkrieg zwischen Mollath und seiner Frau. Nachdem die Staatsanwaltschaft ihn wegen gefährlicher Körperverletzung und Freiheitsberaubung angeklagt hatte, erstattete Gustl Mollath seinerseits Strafanzeige gegen seine Frau, die bei der Hypovereinsbank arbeitete, und zwar wegen Steuerhinterziehung und dubioser Schwarzgeldgeschäfte.

Schwarzgeldgeschäfte? Diese Vorwürfe nahmen Psychiater als Beleg dafür, dass Gustl Mollath unter einer wahnhaften Störung leiden müsse. Der Chefarzt der Forensischen Psychiatrie des Bezirksklinikums Bayreuth attestierte ihm ein »paranoides Gedankensystem« – und nannte als Beispiel ebenjene Vorwürfe zu Schwarzgeldgeschäften. Dieser Psychiater freilich sprach nur kurz mit Gustl Mollath persönlich, er stützte sich hauptsächlich auf Behauptungen von Mollaths Frau und auf solche, die er nur aus Akten kannte. Später bestätigte ein Psychiater der Forensischen Psychiatrie an der Berliner Charité die Diagnose – dieser Psychiater sprach Mollath nicht einmal selbst.

Einmal eingeliefert, war Gustl Mollath den Psychiatern im Grunde ausgeliefert. Doch nach Jahren kam die überraschende Wendung: Als ein Revisionsbericht der Hypovereinsbank bekannt wurde, kamen Zweifel an der Diagnose auf. Dem Revisionsbericht zufolge waren Mollaths Vorwürfe zu Schwarzgeldgeschäften nämlich alles andere als Wahnvorstellungen – sie trafen zu. Was für eine Rehabilitation – könnte man meinen! Doch dem Psychiatriepatienten Mollath half dies nicht weiter. Seine Diagnose war weiterhin gültig. Er lehnte psychiatrische Behandlungen und Begutachtungen ab und wollte keine Medikamente nehmen.

Da hatte Mollath die Rechnung ohne die Psychiatrie gemacht. Die Ärzte legten ihm sein normales Verhalten in der Psychiatrie als Beweis seiner angeblich wahnhaften Erkrankung aus. Aus Sicht der Psychiater ein Fall von mangelnder Krankheitseinsicht, wobei Einsicht für den Patienten bedeutet, die ärztliche Sicht der Erkrankung zu übernehmen. Weil der Patient sich aber partout für normal hielt, galt er als krank. Mit anderen Worten: Gustl Mollath hätte zunächst eine seelische Erkrankung zugeben, vorspielen und behandeln lassen müssen, um hernach wieder »gesund« werden zu können. Nach dem Motto: Nur wer in die Rolle des psychischen Patienten schlüpft und auf die Wünsche der Psychiater eingeht, hat eine Chance, aus der geschlossenen Psychiatrie entlassen zu werden.

Es ist bezeichnend, dass es nicht Psychiater, sondern Juristen waren, die diesem Spuk ein Ende bereiteten und Gustl Mollath befreiten. Weil im Prozess gegen Mollath unter anderem ein falsches ärztliches Attest verwendet worden war, ordnete das Oberlandesgericht Nürnberg an, Mollath unverzüglich aus der Psychiatrie zu entlassen. Inzwischen hat das Bundesverfassungsgericht bestätigt, dass Gustl Mollath lange Zeit verfassungswidrig in der Psychiatrie festgehalten worden war.

Leiden als Realsatire

Viele psychische Störungen sind so definiert, dass nicht immer klar ist, wie sie gemeint sind. Da ist zum Beispiel das »Syndrom der Kindheit«, erstmals von Jordan Smoller von der University of Pennsylvania in den Vereinigten Staaten von Amerika beschrieben.[3] Zwar habe bereits im 8. Jahrhundert ein Gelehrter aus Persien die »kurzen, lauten Kreaturen« erwähnt, doch erst viel später, mit dem Aufkommen der Kinder- und Jugendpsychiatrie im vergangenen Jahrhundert, sei deren Behandlung üblich geworden. Fünf Merkmale kennzeichnen das Syndrom: Es ist angeboren. Die Betroffenen sind kleinwüchsig. Sie sind unreif und labil. Sie haben Wissenslücken. Und schließlich leiden sie unter »Legume anorexia«, einer Essstörung, bei der die Betroffenen Gemüse und Salat vermeiden. Die Einführung des Schulsystems habe das Syndrom nicht eindämmen können, berichtet Smoller. »Dieses Programm ist nicht nur eine enorme Ausgabenlast, sondern hat darin versagt, die steigende Verbreitung von Kindheit einzudämmen.« Es gebe noch viel Forschungsbedarf, um das Syndrom in den Griff zu bekommen.

Die »generalisierte Heiterkeitsstörung« (GHKS) haben Psychiater ebenfalls noch nicht erschöpfend erforscht. Die GHKS ist einem Aufsatz im *Forum der Psychoanalyse* zufolge »eine oft erst spät erkannte seelische Erkrankung, für die eine Gleichförmigkeit des seelischen Erlebens angesichts von Umständen charakteristisch ist, wie sie normalerweise Anlass von depressiver Verstimmung, Verzweiflung, großer Angst, von Selbstanklagen oder gegen andere gerichtete Aggressionen sind«.[4] Um die Diagnose sicher stellen zu können, müssen dem *Forum der Psychoanalyse* zufolge drei Symptome gleichzeitig nachweisbar sein:

Psychische Symptome:
- Ausgeglichene Stimmungslage selbst angesichts von schwerwiegenden belastenden Umständen
- Gefühle des Getröstetseins, ohne dass die betreffende Person Trost von anderen erfährt
- Inadäquat erscheinende Haltung von Vertrauen angesichts der Erfahrung des Abgründigen menschlicher Existenz

Verhaltenssymptome:
- Inadäquat erscheinende Gelassenheit angesichts von traurigen oder anderweitig belastenden Ereignissen
- Relativer Mangel an Anspannung unter alltäglichen Belastungen
- Auffälliger Mangel an optimistischem Fortschrittsglauben
- Motorik kann im Vergleich zum Durchschnitt eher verlangsamt sein (nicht obligat)

Körperliche Symptome:
- Häufiges, unter Umständen kaum sichtbares Lächeln

Für die Behandlung der GHKS habe eine Kombination von Benzodiazepinen und Verhaltenstherapie gute Behandlungserfolge erzielt, so das *Forum der Psychoanalyse*. Eine kleine Gruppe von Patienten spreche jedoch darauf nicht an, heißt es in der Publikation. »In diesen Fällen kann u. U. eine stationäre psychiatrische Behandlung unumgänglich sein, die dann meist zu einer raschen Absenkung des Heiterkeitsniveaus führt.«

Viele Leser haben sich beim Autor des Artikels, dem Göttinger Psychiater Ulrich Streeck, nach weiterführender

Literatur erkundigt. Nun, Streeck musste ihnen dann eröffnen, dass die GHKS in eine ganz besondere Kategorie der psychiatrischen Krankheitsbilder falle – in die der satirisch gemeinten psychischen Störungen.

Unfreiwillig komisch

Die posttraumatische Verbitterungsstörung (PTED) aus dem ersten Kapitel wiederum halten manche Menschen für einen Scherz, jedoch ist sie ernst gemeint. Die PTED gehört somit in die große Gruppe der unfreiwillig komischen Störungen. Diese betreffen weite Teile der Bevölkerung und können in vielen Lebenslagen und Entwicklungsphasen auftreten.

Menschen, die etwa auf ihr Körpergewicht und Erscheinungsbild achten, zeigen Anzeichen des »Dorian-Gray-Syndroms«. Vor allem Menschen zwischen 20 und 50 Jahren litten daran, warnte der Psychiater Peter Falkai, der heute die Klinik für Psychiatrie und Psychotherapie der Universität München leitet. Falkai sagte: »Dahinter kann eine ernste psychische Störung stecken, die immer mehr um sich greift und möglicherweise psychotherapeutisch behandelt werden muss.«[5]

Nach Ferienreisen kommt es bei vielen Menschen zu einer spezifischen Eintrübung der Stimmung, dem Urlaubskater. Pensionären, die das ganze Jahr im Süden leben, geht es aber auch nicht besser. Sie erkranken an der »Paradies-Depression«: Trotz Sonne und Strand leiden sie an innerer Leere. Die von einem niederländischen Psychologen entdeckte »Leisure-Sickness« (Freizeitkrankheit) betrifft 3 Prozent der Bevölkerung; zu den Symptomen zählen Müdigkeit, Gliederschmerzen, Kopfweh und Erbrechen.

Als neue Männerkrankheit rief ein an der Universität Münster lehrender Allgemeinmediziner das »Käfig-Tiger-Syndrom« aus.[6] Demnach erkennt man die betroffenen Männer kaum wieder: »Sie sind unausgeglichen und aggressiv, werden leicht ausfallend. Sie können sich nicht mehr gut entscheiden, hadern ununterbrochen mit allem und jedem. Wie ein eingesperrter Tiger im Käfig. Neben Unruhe, Wut und Aggression ist auch eine erhöhte Suchtgefährdung bei Alkohol, Nikotin und Tabletten Teil des ›Käfig-Tiger-Syndroms‹.« Jeder fünfte Bundesbürger leide einmal im Laufe seines Lebens daran; der Betroffene sei krank und nicht bloß launisch oder undiszipliniert. Angehörige sollten sich nie vom erkrankten Angehörigen abwenden, »auch wenn er Ihnen noch so abweisend erscheint und sein Grübeln Sie zur Weißglut bringt«. Der Käfig-Tiger sei jedoch durch Psychopharmaka zu besänftigen, die er sechs bis neun Monate lang einnehmen sollte.

Rund um die Nahrungsaufnahme und den Verdauungsprozess entstehen ebenfalls immer neue Syndrome. Die »Entleerungs-Störung«, das »Kauen-und-Ausspucken-Syndrom«, die »Bigorexie«, die »Manorexie«, die »Allergorexie«, die »Diabulimie« und »Pregorexie« sind Spielarten der Appetitlosigkeit. Das »Night-Eating-Syndrome« sollen Menschen haben, die kaum etwas frühstücken, abends aber vor dem Kühlschrank stehen.

»Muskel-Dysmorphie« haben jene Menschen, die ihren

Körper für nicht ausreichend sehnig halten. »Emetophobiker« sind Menschen, die bestimmte Nahrungsmittel meiden, weil sie Angst vorm Erbrechen haben. Nur hochwertige Speisen zu verzehren ist kein Gegenmittel. Wer zu viel Wert auf gesunde Küche legt, ist nämlich ebenfalls seelisch gestört. Er hat »Orthorexie« und ist in der englischen Sprache ein »Health-Food Junkie«.

Nicht nur die Nahrungsaufnahme, sondern auch der Broterwerb wird mit psychischen Krankheiten verbunden. Der in den angelsächsischen Ländern unbekannte Begriff »Burnout« bezeichnet eine in deutschsprachigen Ländern verbreitete, arbeitsbedingte Erschöpfung (um die es noch gehen wird). Abzugrenzen vom Burnout ist die »Arbeitsplatzphobie«. Sie beschreibt eine »ausgeprägte und anhaltende Angst bei Annäherung oder Gedanken an den Arbeitsplatz oder arbeitsplatzassoziierte Stimuli wie Kollegen, Vorgesetzte, Situationen, Ereignisse, Objekte, Orte am Arbeitsplatz«.[7] Die daran erkrankten Menschen lassen sich krankschreiben und vermeiden die Gegend, wo die Firma des Arbeitgebers liegt. Als Therapie können betroffene Menschen in anderen Unternehmen Praktika machen, um ihre Angst vor dem Erwerbsleben zu überwinden.

Online-Hilfe gegen Internetsucht

Wer sich über die Arbeitsplatzphobie und die anderen schönen neuen Leiden im Internet informiert, der könnte sich mit einer weiteren psychischen Krankheit anstecken.

»Discomgoogolation« bezeichnet das pathologische Missbehagen von Menschen, die gerade nicht online gehen können. Ursprünglich als Scherz im Internet gedacht, ist wiederum die Internetsucht entstanden, die »Internet Addiction Disorder« (IAD).[8] Die auf einer Webseite aufgeführten Symptome sollten eigentlich eine Parodie auf das Klassifikationssystem DSM sein. Eine Selbsthilfegruppe für Internetsüchtige wurde im Internet gegründet. Das war natürlich ironisch gemeint (die Anonymen Alkoholiker treffen sich ja auch nicht im Hofbräuhaus), fiel aber keinem auf. Genau 560 000 Menschen in Deutschland seien an der Internetsucht erkrankt, will eine vom deutschen Bundesgesundheitsministerium geförderte Studie nachgewiesen haben. Und weitere 2,5 Millionen Einwohner gelten als problematische, weil suchtgefährdete Internetnutzer.

Wer dagegen völlig offline lebt, der ist womöglich auch nicht mehr ganz normal. Angeblich 30 bis 40 Prozent der Bevölkerung leiden unter der Computerangst. Die betroffenen Menschen erkennt man daran, dass sie beim Anblick eines Computers in Schweiß ausbrechen und zu zittern beginnen. Und sie »weigern sich, die Geräte zu berühren oder sich damit zu befassen«, stand im *Deutschen Ärzteblatt*.[9] Fehlt noch die Angst vor den Ärzten, die »Iatrophobie«. Selbiger ist durch arztfernes Leben nicht beizukommen – die betroffenen Menschen müssen zum Doktor.

Irre Pharmaindustrie

Neben unfreiwillig komischen Störungen gibt es die industriell erfundenen psychischen Störungen. Diese entstehen, wenn Mitarbeiter pharmazeutischer Firmen ein Psychopharmakon haben und nach einer dazu passenden Krankheit suchen. Ein klassisches Beispiel gaben vor einiger Zeit Mitarbeiter der Firma SmithKline Beecham in München. Sie erfanden eine Krankheit zu einer Tablette namens Seroxat, einem Stimmungsaufheller. Die Pharmaleute kamen auf die Idee, eine neue Sorte von Depression zu erschaffen, und hatten die Chuzpe, sich dabei von Fachleuten helfen zu lassen, die an renommierten Universitäten und Instituten in Amt und Würden sind.

Das »Sisi-Syndrom« begann so: Zunächst schickten eine Mitarbeiterin von SmithKline Beecham (SB) und ein freiberuflicher Werbefachmann Briefe an Psychiater und Psychologen, um sie für ihre Zwecke zu gewinnen. Das Unternehme plane eine breit angelegte Kampagne zur Erkennung und Behandlung von Patienten mit einer ängstlich-depressiven Mischsymptomatik, hieß es in dem Schreiben. Und weiter: »Vorangestellt werden soll jedoch nicht der ›klassische Depressive‹, der durch eine schwermütige und passive Anmutung auffällt. Im Mittelpunkt steht der grundsätzlich lebensbejahende und leistungsorientierte Betroffene, der um ein aktives Angehen seiner Situation bemüht ist. Diese Personen können ihre diffuse Symptomatik nicht einordnen, versuchen aber in engagierter Grundhaltung, z. B. durch umfangreiche selbstbehandlerische Aktivitäten, die Normalität aufrechtzuerhalten. Solche Menschen suchen entweder keinen Arzt auf oder werden wegen ihres untypischen Erscheinungsbildes nicht richtig vom Arzt diagnostiziert. Bei der Suche nach einer Identifikationsperson für diese Betroffenen ist SB auf die österreichische Kaiserin Elisabeth (Sisi, 1837–1898) gestoßen, die nach eingehender Recherche als Prototyp des aktiv anmutenden ängstlich-depressiven Patienten gelten kann.« Dann folgte die Bitte, einem Arbeitskreis beizutreten, wo ein »neues medizinisches Krankheitsbild, das sogenannte ›Sisi-Syndrom‹, diskutiert und etabliert werden« solle.

Anke Rohde, Leiterin des Bereichs Gynäkologische Psychosomatik des Universitätsklinikums Bonn, gehörte zu den Adressaten und erklärte sich bereit, behilflich zu sein. Im August 1998 flog sie von Frankfurt am Main nach Mallorca und sprach auf einem »Forum« zum Sisi-Syndrom, das SmithKline Beecham im Castillo Hotel Son Vida in Palma veranstaltete.

Gegen ein stattliches Honorar berichtete Anke Rohde von psychopathologischen Untersuchungen des angeblichen Syndroms. Ihre Auftraggeber waren angetan, zwei Monate später durfte sie wieder referieren. Auf einer von der Pharmafirma veranstalteten Pressekonferenz im Hotel Sacher in Wien sprach Rohde über »Kaiserin Elisabeth (Sisi) als Prototyp eines verkannten Patientenbildes«. Der Post-Mortem-Diagnose zufolge hat Sisi ihre Symptome durch exzessives Reisen, körperliche Aktivität, strenges Fasten und Putzsucht verdeckt. Später trat Hans-Ulrich Wittchen auf, ebenjener Psychologe, der heute das Institut für Klinische Psychologie und Psychotherapie der Technischen Universität Dresden leitet. Fast ein Drittel der Depressionen lasse sich dem Sisi-Subtyp zuordnen, erklärte Wittchen. Etwa drei Millionen Menschen seien allein in Deutschland vom Sisi-Syndrom betroffen. Die Pharma-Leuten waren begeistert.

Vorprogrammierte Fehldiagnosen

Auf dem Jahrmarkt der Seelenleiden ist was los. Und entsprechend stehen in den Klassifikationssystemen mehr Einträge als jemals zuvor. Viele von ihnen beschreiben ernste seelische Leiden. Doch manche sind äußerst umstritten. Die meisten psychischen Erkrankungen haben keine eindeutige biologische Basis.[10] Und aus diesem Grund beruht keine der Diagnosen auf einem allgemein anerkannten neurobiologischen Test. Daran erinnern Kritiker wie Jerome Wakefield von der New York University. Seelische Probleme würden als biologische Krankheiten dargestellt – die wichtige Rolle der Umwelt werde unterschlagen.

Aus diesem Grund sind Fehldiagnosen vorprogrammiert: Wer etwa beim Bergsteigen den Halt verliert, ins Seil fällt und schwitzt und schreit, der zeigt die gleichen Symptome wie ein Mensch mit Panikstörung. Der Bergsteiger ist deshalb nicht krank, vielmehr hat sein Körper eine ganz normale Schreckreaktion gezeigt. Wer dagegen beim Bummel über den Marktplatz unvermittelt zu zittern beginnt, nach Luft ringt und Schmerzen in der Brust spürt, der leidet definitionsgemäß an einer Panikstörung.

Nicht die Krankheitsanzeichen unterscheiden also das Normalsein vom Irresein, vielmehr tun dies die äußeren

Umstände. Dennoch fußt das DSM-System vor allem auf den Symptomen – und blendet Umwelt wie auch soziale Faktoren oftmals aus. Und genau aus diesem Grund gibt es auch so viele falsche positive Befunde: Ärzte lassen sich allein von den Symptomen leiten und diagnostizieren psychische Erkrankungen, wo gar keine sind.

Ein Beispiel dafür ist die »primäre Insomnie«. Im DSM-IV ist sie beschrieben als »die Beschwerde über Ein- bzw. Durchschlafschwierigkeiten oder über nicht erholsamen Schlaf mit einer Dauer von mindestens einem Monat (Kriterium A), die in klinisch bedeutsamer Weise zu Leiden oder Beeinträchtigungen in sozialen, beruflichen oder in anderen wesentlichen Funktionsbereichen führt (Kriterium B)«. Doch nach Umwelteinflüssen fragen diese Kriterien nicht – und so bleibt einer der häufigsten Gründe für Schlafstörungen im DSM-IV unerwähnt: Lärm. Millionen Menschen in Deutschland, deren Schlafzimmer in Einflugschneisen, an Bahntrassen oder Durchgangsstraßen liegt, erfüllen auf dem Papier die Kriterien einer psychischen Erkrankung – über diesen Nonsens könnten Lärmopfer tatsächlich verrückt werden.

Verwirrend, wenn nicht gar wirr, erscheinen die Kriterien, nach denen Störungen in die Klassifikationssysteme aufgenommen werden. So kann niemand logisch erklären, warum die »Binge Eating Disorder« (wie im ersten Kapitel erwähnt) ins Diagnostische und Statistische Manual Psychischer Störungen aufgenommen wurde, während das Night-Eating-Syndrome keinen eigenen Eingang bekam.

Diagnostizieren, wie es passt

Dieser Mangel an Logik ist wohl der Grund dafür, dass kreative Psychiater sich nicht weiter um die Klassifikationssysteme scheren, sondern die Diagnosen so stellen, wie es ihnen passt. Im Arztbrief schreiben sie ihre Beobachtungen auf und fügen noch eine Nummer aus der in Deutschland geltenden Klassifikation psychischer Störungen (ICD) hinzu. Diese Nummer brauchen sie, um mit den Krankenkassen abrechnen zu können. Auf diese Weise diagnostiziert der Psychiater Michael Linden beispielsweise die posttraumatische Verbitterungsstörung. Er sagt: »Wir machen keine Verwaltungsmedizin. Wir machen richtige Medizin. Krankheiten werden nach medizinischen Kriterien diagnostiziert – und es gibt unendlich mehr Krankheiten, als es Kategorien im ICD gibt.«

Als Beweis für die Existenz der posttraumatischen Verbitterungsstörung zeigt Michael Linden E-Mails, die er von Menschen erhalten hat, die im Internet oder in den Medien auf das von ihm erfundene Leiden aufmerksam geworden waren. Eine 37 Jahre alte Frau gibt sich in einer E-Mail davon überzeugt, sie sei sicherlich eine Vorzeigepatientin. Eine andere Frau schreibt voller Erleichterung: »Nun hat das Leiden meiner Schwiegermutter zumindest einen Namen.«

Damit meldet sich eine Gruppe zu Wort, die an dieser Stelle noch gefehlt hat. Nicht nur Psychiater, Psychologen und Pharmaleute verteilen gerne Etiketten – sondern auch die sogenannten medizinischen Laien. Auf der Suche nach möglichen seelischen Störungen werden sie heute vor allem im Internet fündig. Syndrome, die selbst von der etablierten Psychiatrie angezweifelt werden, führen im Internet ein virtuelles Eigenleben. Die Psychiatrie habe einen Wendepunkt erreicht, urteilt der Philosoph Louis Charland, wo »die Autonomie der Konsumenten und das Internet nunmehr die neuen Kräfte sind, um Wahnsinn zu fabrizieren«.[11] Im Internet fänden Menschen eine Nische, die den Status des psychischen Patienten nicht mehr missen wollen.

Manchen Menschen fällt es schwer, wenn sie diesen Status verlieren. Die Autorin Janet Frame aus Neuseeland galt lange als schizophren, ehe die Diagnose sich als falsch erwies. Ihre Gedanken darüber hat Janet Frame in einem Buch verarbeitet. Man habe ihr »ein Gewand entrissen, das ich zwölf oder dreizehn Jahre lang getragen habe«, klagte sie. Der Philosoph Charland sieht die Geschichte von Janet Frame als Beleg dafür, wie sehr Menschen sich mit psychiatrischen Etiketten identifizieren und wie manche von ihnen leiden können, wenn diese Etiketten entfernt werden – ein bemerkenswerter Trennungsschmerz.

So wie dem Himmelskörper Pluto vor einiger Zeit der Planetenstatus aberkannt wurde, so werden manchmal auch psychiatrische Störungen zurückgestuft. Dieses Schicksal ist der »desintegrativen Störung im Kindesalter« ebenso widerfahren wie der »Asperger-Störung«, die mit einer beeinträchtigten sozialen Interaktion einhergeht (und nach dem österreichischen Kinderarzt Hans Asperger benannt wurde). Im DSM-5 haben sie den Status eines eigenständigen Krankheitsbildes eingebüßt und werden nur noch als Unterformen von ASD (»Autism Spectrum Disorder«) geführt. Die verantwortlichen Psychiater beeilen sich zu versichern, man nehme niemandem etwas weg, die Rückstufung werde die Zahl der diagnostizierten Menschen mitnichten verringern. Dennoch sind einige »Aspies«, wie sie sich bisher voller Stolz nannten, enttäuscht – manch einer von ihnen hat gegen die Abschaffung seiner Diagnose protestiert.

KAPITEL 3   **Irren mit Zahlen**

Wie eine ansteckende Seuche scheinen sich die Gemütserkrankungen auszubreiten. »Psychische Erkrankungen nehmen dramatisch zu« – so warnen Leute, die es wissen müssen: die Mitglieder der Vereinigung psychotherapeutischer Kassenärzte. Man sehe bisher »nur die Spitze des Eisbergs – psychische Krankheiten wie Angststörungen und Depressionen haben längst das Ausmaß von Volkskrankheiten angenommen«.[1] Psychiater sehen ebenfalls einen »rasanten Anstieg« und schlagen Alarm: »Depressionen, Angsterkrankungen, Süchte – so heißen die neuen Zivilisationskrankheiten, die sich immer mehr zu den ›herkömmlichen‹ Volkskrankheiten« gesellen.[2]

Diese Meldungen machten vor mehr als zehn Jahren die Runde – und seither scheinen die Bürger noch viel gestörter geworden zu sein. In Deutschland bricht die Zahl der psychischen Diagnosen alle Rekorde. Psychische Diagnosen gehören mittlerweile zu den häufigsten Gründen für Behandlungen im Krankenhaus – vor Herzinfarkt, Schlaganfall und Rückenschmerz. Immer häufiger werden Menschen wegen psychischer Probleme krankgeschrieben, die Zahl der Arbeitsunfähigkeitsfälle durch psychische Diagnosen ist in zehn Jahren um 200 Prozent gestiegen. Und auch bei den Frühverrentungen steigt der Anteil der psychischen Diagnosen und hat die Spitzenposition eingenommen. Der Trend schlägt sich schließlich in den Arzneimittelstatistiken nieder: Die Zahl der Verordnungen von Psychopharmaka steigt seit Jahren, bei Mitteln gegen Depressionen liegt die Zuwachsrate bei 15 Prozent – pro Jahr.

Wir leben in einem Zeitalter der psychischen Störungen, die Depression ist die Epidemie des 21. Jahrhunderts, daran lassen die Statistiken scheinbar keine Zweifel zu. Der steigende Wohlstand, die Tatsache, dass immer mehr Menschen alleine leben, und die veränderten Anforderungen in der globalisierten Arbeitswelt scheinen an der Seele zu nagen. Und so nehmen viele Menschen die Schreckensmeldungen der Therapeuten und Psychiater für bare Münze. »Die heute heranwachsende Generation wird in allem Ernst mit der Botschaft konfrontiert, noch nie sei eine Generation so sehr von seelischen Erkrankungen bedroht gewesen«, konstatiert der Mediziner und Soziologe Norbert Schmacke.[3]

Doch woher kommt die Welle der neuen Zivilisationskrankheiten? Wer hat sie ins Rollen gebracht? Mitarbeiter von Krankenkassen mögen die Zahlen aufbauschen, Journalisten mögen sie zuspitzen – doch sie gehen zurück auf Ärzte. Diese haben in den vergangenen Jahren immer mehr psychische Störungen diagnostiziert und kodiert und auf diese Weise die Statistiken nach oben getrieben. Dieser Anstieg der Diagnosen bedeutet aber keineswegs, dass psychische Störungen heute häufiger vorkommen als früher. Davon zeugen Studien, in denen Gesundheitsforscher nicht das Diagnoseverhalten betrachten, sondern die tatsächliche Verbreitung von seelischen Störungen untersuchen, und zwar zu verschiedenen Zeitpunkten. Wer sich diese Studien anschaut, der kann erfahren, ob es wirklich stimmt, dass die Leute immer gestörter werden.

Epidemiologen des Universitätsklinikums Münster haben es getan. Sie suchten in medizinischen Datenbanken und fanden 44 Studien zur Verbreitung seelischer Störungen bei Erwachsenen sowie bei Kindern und Jugendlichen, und zwar aus den USA, Kanada, Australien, den Niederlanden, Großbritannien und Deutschland. Es ging um depressive Störungen, Angst- und Panikstörungen sowie um allgemeine seelische Belastungen. Der Zeitraum der Studien reichte von 1947 bis zur Gegenwart. Die Forscher lasen die Studien nun gründlich, um zu erfahren: Nahm die Verbreitung psychischer Erkrankungen ab oder zu?

Bei den Studien zu den Kindern und Jugendlichen ergab die Auswertung keine eindeutige Tendenz. Einige Arbeiten berichteten zwar von einem Anstieg, andere jedoch verzeichneten einen Rückgang. Schließlich gab es noch Studien, die gar keinen Unterschied feststellten. Und bei den Studien zu Erwachsenen war das Ergebnis ganz ähnlich. Zum einen fanden sich Hinweise auf einen Anstieg, zum anderen gab es Belege dafür, dass psychische Störungen zurückgegangen waren. Zusammengenommen offenbart die Auswertung dieser 44 Arbeiten: In den Industriestaaten des Westens haben die psychischen Störungen nach dem Zweiten Weltkrieg nicht zugenommen. Der vermutete Anstieg der psychiatrischen Krankheiten hat niemals stattgefunden. Die Epidemiologen des Universitätsklinikums Münster stellen klar: »Die unterstellte Zunahme psychischer Störungen aufgrund des sozialen Wandels kann nicht bestätigt werden.«[4]

Mit dem Leben immer zufriedener

Bei steigenden Raten psychischer Erkrankungen in einer Gesellschaft wäre auch zu erwarten, dass die Lebensqualität sinkt. In Studien fragten Forscher Einwohner bestimmter Länder von 1946 an, inwiefern sie sich als glücklich und zufrieden bezeichnen würden. In Westeuropa und Nordamerika ist die Lebenszufriedenheit fast gleichbleibend, seit dem Ende des Zweiten Weltkrieg hat die Zufriedenheit leicht zugenommen. Ungeachtet der gesellschaftlichen Veränderungen hat sie sich seither kaum verändert – alles in allem verweist das auf eine Zufriedenheit auf einem stabilen, hohen Niveau. In westlichen Staaten geht schließlich auch die Zahl der Suizide dramatisch zurück. In Deutschland ist sie seit Anfang der achtziger Jahre ungefähr um die Hälfte gesunken. Jeden Tag nehmen sich rund 20 Menschen weniger das Leben als vor 30 Jahren. Deshalb bezweifelt auch die Stiftung Deutsche Depressionshilfe die landläufige Annahme, Depressionen hätten zugenommen.

Die erfreulichen Trends bei Suizidrate und Glücksempfinden sowie die Studien über die tatsächliche Verbreitung der psychischen Störungen bieten »sogar die Möglichkeit, über eine Abnahme ebendieser zu spekulieren«.[5] Auf jeden Fall stehen diese Befunde im krassen Widerspruch zu den Warnungen von Psychiatern – die Epidemie der psychischen Störungen ist ein Mythos.

Die gefühlte Psycho-Welle

Der populäre Irrtum von der Ausbreitung der seelischen Krankheiten wurde von Psychiatern und Psychologen in die Welt gesetzt. Häufig erliegen diese der Versuchung, Befindlichkeiten und Belastungen umzudeuten in Symptome psychiatrischer Erkrankungen. Mitglieder der Deutschen Gesellschaft für Psychiatrie, Psychotherapie und Nervenheilkunde (DGPPN) räumten dies vor einiger Zeit ein: Die »Bereitschaft der Ärzte, psychische Krankheitsbilder mit in Erwägung zu ziehen, ist gestiegen. So werden heute Syndrome, die früher als Spleen oder Tick abgetan wurden, als eigenständige Erkrankung anerkannt«, heißt es in einer Mitteilung. Dieses Herabsetzen der diagnostischen Schwelle erzeugte mehr Patienten und damit auch mehr Menschen, die Psychopharmaka verschrieben bekamen. Da erscheint es nur folgerichtig, dass die besagte DGPPN-Mitteilung veröffentlicht wurde mit Unterstützung der pharmazeutischen Firmen AstraZeneca, Aventis Pharma Deutschland, Lilly, Novartis und Organon.[6] Mit jedem erfundenen Krankheitsbild ergeben sich neue Möglichkeiten, Psychopharmaka zu verschreiben. Antidepressiva und Neuroleptika werden heute für eine Fülle von Indikationen eingesetzt, die in den vergangenen Jahren erheblich erweitert worden sind.

Nur die Diagnosen der leichten Fälle boomen

Die Zahl der Diagnosen schwerer seelischer Erkrankungen wie Manien und Schizophrenie hat sich kaum verändert – vielmehr explodieren die Diagnosen leichter Störungen der Befindlichkeit durch Stress, Erschöpfung und Müdigkeit. Es sei zu fragen, inwieweit noch die »Diagnosenstellungen der Ärzte die ›Wirklichkeit‹ abbilden«, sagt Wolfgang Schneider, der die Klinik und Poliklinik für Psychosomatik und Psychotherapeutische Medizin der Universität Rostock leitet. »Gerade auf der Ebene der psychischen Störungen werden subjektive Befindlichkeitsstörungen zunehmend zu Krankheiten hochdefiniert, was sicherlich vielfach für somatoforme Störungen, Anpassungsstörungen oder auch das Burnout-Syndrom gilt.«[7] Mit anderen Worten: Psychiater und Psychologen können durch cleveres Explorieren jedem Menschen binnen weniger Minuten eine psychische Störung anhängen – und auf diese Weise die Nachfrage praktisch selber steuern.

Neue Diagnosen können Epidemien seelischer Erkrankung gleichsam über Nacht auslösen. So hieß es im Jahr 2005 noch: 27 Prozent der Einwohner der Europäischen Union erkranken im Laufe eines Jahres an einer psychischen Störung. Fünf Jahre später schnellte die Zahl auf einen Schlag nach oben: Inzwischen seien 38 Prozent der Bürger seelisch gestört. Die gewaltige Zunahme geht zurück auf einen Buchungstrick. Die Verfasser der Studie nahmen einfach vierzehn neue Krankheiten hinzu, darunter Schlafstörungen, ADHS und andere Verhaltensauffälligkeiten. Davon abgesehen, gab es keine Ausbreitung seelischer Störungen. Die Raten von Depression, bipolarer Störung, sozialer Phobie und Panikstörung blieben stabil. Es gab keine Hinweise darauf, dass die Häufigkeit der psychischen Störungen zugenommen hat.[8]

Der Medienrummel ums Burnout mag dazu führen, dass seelische Probleme ein Stück weit das Stigma verlieren. Manche Menschen, die eine ernste seelische Erkrankung haben, finden auf diesem Weg zum Arzt. Doch ob dieser überhaupt Zeit hat, ihnen zu helfen, ist fraglich. Gerade Menschen mit schweren seelischen Beeinträchtigungen leiden unter dem Aufblähen der Psychiatrie, weil sie keine Behandlungsplätze bekommen. Sie sind in den Worten der Gesundheitsforscher »unterversorgt«. Menschen mit reinen Befindlichkeitsstörungen dagegen nehmen Behandlungen in Anspruch, die medizinisch gesehen unnötig sind (Fehlversorgung). Diese sind nicht wirklich krank und überwinden die eingetrübte Befindlichkeit wieder – aus der Sicht der Therapeuten sind sie somit dankbare Fälle.

Tatsächlich zeigen Studien zur Versorgung, dass Behandler sich die Rosinen herauspicken, sprich: bestimmte Patienten gegenüber anderen bevorzugen. Es spreche »viel dafür, dass die größte Aufmerksamkeit der Behandlungssysteme sich auf die leichten ›Fälle‹ psychischer Störungen richtet, einschließlich von Menschen, bei denen eine ICD-Diagnose fragwürdig erscheinen kann, während im Bereich besonders schwer beeinträchtigter Menschen tendenziell Unterversorgung zu beobachten ist«, konstatiert der Mediziner und Soziologe Norbert Schmacke. Die Gelder für die Behandlung flössen leider nicht immer in die richtige Richtung, da »es unproblematischer ist, das Leistungsspektrum für leicht beeinträchtigte Ratsuchende zu erweitern als für diejenigen, bei denen spürbare therapeutische Fortschritte oft schwer zu erreichen sind«.[9] Die Klage über die Wartezeiten der ernsten Fälle führt übrigens in der Öffentlichkeit zu dem Eindruck, Psychiater und Psychologen würden ganz allgemein von einem Heer seelisch Gestörter überrannt – und dieser Eindruck ist ein weiterer Grund für die Annahme, psychische Erkrankungen nähmen generell zu.

Der Boom der leichten Befindlichkeitsstörungen ist ein sich selbst verstärkender Prozess. Die Leute haben ein sehr genaues Gespür dafür, welche Krankheiten gerade im Trend liegen. Und sie möchten ernst genommen und nicht vom Arzt für jemand gehalten werden, der keine Anteilnahme verdient oder gar simuliert, sagt der Medizinhistoriker Edward Shorter. Wer zum Arzt geht, der wird sich daher bemühen, »Symptome zu präsentieren, die sich für das kulturelle Umfeld jederzeit wie das legitime Anzeichen einer organischen Erkrankung ausnehmen«.[10] Heute ist es üblich geworden, jene psychischen Störungen zu präsentieren, die als unausweichliche Folge von Stress und Erschöpfung gelten. Psychiater bestärken die Patienten in diesem Glauben. »Viele Menschen entwickeln Überforderungs- und Abnutzungserscheinungen in unserer immer schnelleren und unsicheren Welt«, verkündete der Psychiater Peter Falkai schon vor einigen Jahren.[11]

In der öffentlichen Wahrnehmung scheinen heute keine Zweifel mehr zu bestehen: Die Anforderungen der modernen Arbeitswelt hätten dazu geführt, dass psychische Erkrankungen zunehmen. »Mit der rasanten Zunahme von arbeitsbedingtem Stress und psychischer Erkrankung tickt eine gesellschaftliche Zeitbombe«, warnte ein hoher Gewerkschaftsfunktionär.[12] Wem leuchtet nicht ein, dass die Herausforderungen der modernen Welt den Einzelnen erschöpfen können? Sind es nicht die Arbeitgeber, die Technik und die neuen Medien, die den Menschen dauerhaft überfordern? Leben wir nicht in einer einzigartigen Epoche voller Stress?

Im Jahr 2008 schienen die Belastungen für die Seele auf einem Höhepunkt angekommen. Das war kein Wunder, waren die Umwälzungen in den 20 Jahren zuvor doch einmalig gewesen: die Verwerfungen auf dem Arbeitsmarkt im Zuge der Globalisierung, die Bedrohung der Weltwirtschaft durch die Finanzkrise, der Terrorismus, die Wiedervereinigung Deutschlands, die Probleme mit dem Euro und der Europäischen Union.

In ihrer Dramatik erinnerte diese Phase allenfalls an das Jahr 1988 – das ebenfalls eine Sonderstellung innehatte. Das war kein Wunder, waren die Umwälzungen in den 20 Jahren zuvor doch einmalig gewesen: der Wertewandel im Nachgang von 1968, der Kalte Krieg mit der Aufrüstung in Ost und West und der Furcht vor einem atomaren Weltkrieg, das Waldsterben und die allgemeine Umweltzerstörung.

Im Jahr 1968 sah es freilich ebenfalls düster aus. Das war kein Wunder, waren die Umwälzungen in den 20 Jahren zuvor doch einmalig gewesen: die Not und der schwierige Wiederaufbau der Nachkriegszeit, der dramatische Verfall der Werte im Wirtschaftswunder, die Aufrüstung mit

Atomwaffen, die Kriege in Korea und Vietnam, das Erbe der Nazi-Vergangenheit.

Es waren schwere Zeiten. »Man möchte sagen: Das muss die Seelen der jeweiligen Kohorten doch erschüttert haben!«, sagt der Psychologe Frank Jacobi – der sich die vorstehenden Beispiele ausgedacht hat.[13] Sein Gedankenspiel ist zugleich Mahnung und Trost: In allen Epochen haben Menschen große Unsicherheiten gespürt – und in allen Epochen haben sie Schutzfaktoren entwickelt.

»Die populäre Meinung ist zweifellos die, dass der Wahnsinn deutlich zunimmt in diesem Land«, sagte der britische Psychiater Henry Maudsley – und zwar im Jahr 1872. Neben dem kommerziellen Wettbewerb zwischen den Leuten galt damals das Fahren mit der Eisenbahn als Ursache von Wahn und Irresein. Es war dann Henry Maudsley, der herausfand, dass es damals überhaupt keine Zunahme der psychischen Erkrankungen gab. Seine Zeitgenossen hatten die Erfindung der Eisenbahn seelisch unbeschadet überstanden.

Zwei Psychiater, drei Meinungen

Die Übertreibungen von Psychiatern bleiben meist verborgen, weil kaum jemand ihre Diagnosen überprüft. Das geschieht nur manchmal, etwa wenn zwei Gutachter ein und denselben Menschen untersuchen – und mitunter zu völlig unterschiedlichen Diagnosen kommen. Oder es passiert, wenn Gesundheitsforscher psychiatrische Diagnosen im Nachhinein analysieren. Für solch eine Studie machten

Mediziner mehr als 5600 Menschen ausfindig, denen man eine Depression bescheinigt hatte.[14] Die meisten von ihnen bekamen Medikamente, einige von ihnen seit einem Jahrzehnt oder länger – doch waren sie wirklich krank? Die Studienautoren bildeten sich nun ein eigenes Urteil. Sie trafen sich mit den Menschen zu einem persönlichen Interview und begutachteten sie. Das Ergebnis: In nur 38,4 Prozent der Fälle konnten die Forscher die Diagnose bestätigen und eine Depression erkennen. Gerade die älteren Menschen waren häufig Opfer einer Fehldiagnose geworden. Sechs von sieben der Patienten, die 65 Jahre oder älter und in Behandlung waren, hatten gar keine Depression.

Gerade bei leichten psychischen Störungen häufen sich die Fehldiagnosen. Der Menschheit wäre besser geholfen, wenn Psychiater und Psychologen sich jener Patienten annähmen, die tatsächlich Hilfe brauchen. 2 Promille der Bevölkerung befinden sich in klinischer psychiatrischer Behandlung. 2 Prozent der Bevölkerung bedürfen der Behandlung bei niedergelassenen Psychiatern und Psychotherapeuten. Bis zu 30 Prozent der Leute sind bei schlechter seelischer Gesundheit und haben Probleme, die häufig von alleine wieder weggehen.[15] Seelische Störungen sind nicht weniger geworden, aber sie haben auch nicht zugenommen. Sie gehören zum Leben – eine psychisch gestörte Gesellschaft sind wir deshalb nicht.

KAPITEL 4   **Seelsorge für die Industrie**

Wenn Psychiater und Psychologen neue seelische Störungen ins Leben rufen, dann sitzt die Pharmaindustrie gleichsam mit am Tisch. So ist es zuletzt gewesen, als die Kernmannschaft von 160 Experten das DSM-5 geschrieben hat. Mehr als die Hälfte dieser DSM-Autoren mussten einräumen, dass sie finanziell mit der Industrie verbunden sind: Rund 70 Prozent von ihnen arbeiteten als Berater oder Redner für pharmazeutische Firmen und nahmen von diesen dafür Honorare an. Der Leiter der Taskforce, der Psychiater David Kupfer, war Eli Lilly and Company, Forest Pharmaceuticals, Pfizer, Johnson & Johnson, Servier Amerique, Hoffmann-LaRoche, Lundbeck, Novartis und Solvay Wyeth zu Diensten. Der bereits erwähnte Dresdner Psychologe Hans-Ulrich Wittchen, Mitglied der Arbeitsgruppe für Ängste, Zwangsstörungen und Dissoziative Störungen, arbeitete für Firmen wie Organon, Pfizer, Novartis und Servier.

Die Nähe der Industrie war besonders groß bei den Psychiatern und Psychologen, die sich mit Störungen befassten, die typischerweise pharmakologisch behandelt werden. Bei den psychotischen Störungen waren 83 Prozent der Gruppenmitglieder finanziell mit der Industrie verbunden, bei den Schlafstörungen waren es 100 Prozent.

Das ist eine Seelsorge für die Industrie. Sie steht für eine

Denkweise, die sich im DSM-5 widerspiegelt: Ein Mensch mit psychischen Problemen hat demnach ein chemisches Ungleichgewicht im Gehirn – das man mit Psychopharmaka behandeln kann.

Die finanziellen Verstrickungen der DSM-Autoren seien besorgniserregend, sagt der Arzt und Sozialwissenschaftler David Klemperer von der Hochschule Regensburg. Er erforscht, wie finanzielle Anreize das Verhalten von Medizinern verändern. Generell sei der Einfluss der Pharmaindustrie auf Ärzte immer wirksam. Eigentlich müssen sie ein besonderes Vertrauensverhältnis zu ihren Patienten haben. Aber wenn sie für Nebentätigkeiten persönliche Honorare von Firmen annehmen, dann verlieren sie ihre Glaubwürdigkeit und ihre Unabhängigkeit. Sie könnten die Medikamente ihrer finanziellen Partner bevorzugen und deren Wirksamkeit verzerrt darstellen. Und sie könnten versucht sein, die Verbreitung von Krankheiten aufzubauschen oder sogar neue Syndrome zu erfinden. Besonders heikel bewertet Klemperer die Zusatzeinkünfte der DSM-Autoren. Er sagt: »Sie bewerten ja nicht nur Medikamente, sondern sie bestimmen, wie seelische Störungen definiert werden.«

Wie stark der Einfluss der Pharmafirmen auf die Nervenheilkunde ist, das könne man kaum ermessen, urteilen unabhängige Forscher im Fachblatt *European Psychiatry*. Das »Konstruieren neuer Diagnosen oder das Herabsetzen der Schwellen bereits bestehender Diagnosen, um den Markt für psychopharmakologische Behandlungen aufzublähen«, dürften ganz gewiss dazugehören.[1]

Zahlungen von Pharmafirmen an Ärzte gibt es in vielen Bereichen der Medizin. Aber in nur wenigen sind sie derart selbstverständlich geworden wie in der Nervenheilkunde. Es sind die Psychiater, die einer Studie aus Minnesota zufolge die höchsten Zuwendungen aus der Industrie kassieren. Und auch in Deutschland ist gerade die Elite des Fachs mit den Konzernen verflochten. Von 37 Leitern der Kliniken für Psychiatrie an deutschen Universitätskliniken nahmen offenbar mindestens 35 auf ihrem Berufsweg finanzielle Zuwendungen von Pharmafirmen an.[2]

Bruch mit der Industrie

Auch Klaus Lieb, der Direktor der Klinik für Psychiatrie und Psychotherapie in Mainz, hat seine Erfahrungen mit der Industrie gemacht. Als junger Arzt ließ er sich von einer Pharmafirma zu einer fünftägigen Reise nach Stockholm einladen. Ein paar Stunden lang wurde ein neues Medikament vorgestellt. »Der Rest der Reise bestand aus Essen, Stadtführungen und Übernachtungen im Fünf-Sterne-Hotel. Im Anschluss an die Tagung erhielten alle Teilnehmer Arzneimittelmuster, Büromaterial und Fachbücher – kostenlos versteht sich.«[3]

Bald darauf, Klaus Lieb war nunmehr Oberarzt, wurde er immer häufiger von Pharmafirmen gebeten, Vorträge an anderen Kliniken zu halten – gegen attraktive Honorare. In diese Zeit fiel auch die Einladung eines Pharmaunternehmens zu einer Reise ins japanische Yokohama. Lieb wurde in einer Riksha gefahren, vorne der Kuli, neben ihm eine Pharmareferentin. In diesem Moment reifte in ihm der Entschluss, das Spiel nicht mehr mitzuspielen.

Klaus Lieb erzählt inzwischen offen, wie es war mit seinen Einkünften von der Pharmaindustrie. 10 000 Euro und mehr habe er früher jedes Jahr dazuverdient. Das war vollkommen legal, zumal Lieb sich diese Nebeneinkünfte stets ordnungsgemäß vom Arbeitgeber absegnen ließ.

Doch je mehr Geld die Mitarbeiter der pharmazeutischen Firmen auf sein Konto überwiesen, desto deutlicher erkannte Lieb, in welche Abhängigkeit er sich da begeben hatte. »Ich machte mich plötzlich für ein Medikament stark, obwohl ich das eigentlich gar nicht so gut fand«, sagte er. »Ich stellte fest, dass ich nicht mehr frei und unabhängig bin.«

Deshalb ist Lieb vor einigen Jahren augestiegen. Als erster Direktor einer Klinik für Psychiatrie in Deutschland hat er öffentlich erklärt, er werde keinen Cent mehr von pharmazeutischen Firmen annehmen. Damit steht er nicht alleine. Auch Andreas Heinz, der Leiter der Klinik für Psychiatrie und Psychotherapie der Berliner Charité, hat vor einigen Jahren damit aufgehört, sich von Unternehmen engagieren zu lassen.[4]

An der von Klaus Lieb geleiteten Klinik in Mainz gelten Leitlinien für den Umgang mit der Industrie. Pharmavertreter haben keinen Zutritt zu den Stationen, es gibt keine Werbegeschenke und auch kein Geld der Industrie für Fortbildungsveranstaltungen. Reisen wie nach Schweden oder Japan gehören der Vergangenheit an. Mehr noch: Lieb engagiert sich im Verein Mezis. Die Abkürzung steht für »Mein Essen zahl' ich selbst«. Die Mezis-Mitglieder kämpfen gegen Korruption in der Medizin. Sie lassen Pharmavertreter nicht an sich heran – ganz zu schweigen davon, dass sie sich von ihnen zum Essen einladen ließen.

Karriere mit Pharmakontakten

Einer, der öfter den Essenseinladungen pharmazeutischer Firmen folgte, ist Peter Falkai, der die Klinik für Psychiatrie und Psychotherapie der Universität München leitet. Auch Peter Falkai hat schon als junger Arzt damit begonnen, persönliche Honorare aus der Industrie anzunehmen. Als Sprecher der Deutschen Gesellschaft für Psychiatrie, Psychotherapie und Nervenheilkunde (DGPPN) verantwortete er den Inhalt einer Publikation namens *Presse-Info Psychiatrie und Psychotherapie*, die mit Unterstützung verschiedener pharmazeutischer Firmen erschien und von einer Hamburger PR-Agentur produziert wurde. Vortragshonorare beziehungsweise Reisekosten erhielt Peter Falkai von AstraZeneca, Janssen-Cilag, Bristol-Myers Squibb, Essex, GlaxoSmithKline, Lilly, Lundbeck und Pfizer. Des Weiteren war er Mitglied des Scientific Advisory Boards von AstraZeneca, Janssen-Cilag, Lilly und Lundbeck.[5]

Diese Verbindungen in die pharmazeutische Industrie haben Falkai auf seinem Werdegang nicht geschadet. Im Gegenteil, er wurde Professor in Göttingen (heute in München) und Präsident der DGPPN, eines Verbandes mit mehr als 5500 Mitgliedern, der seinerseits Verbindungen zur Industrie pflegt: Den Jahreskongress in Berlin lässt die DGPPN sich von Arzneimittelherstellern sponsern.

Für einen Interviewtermin in der Berliner DGPPN-Zentrale hatte Peter Falkai seinen Geschäftsführer und die Leiterin seiner Stabsstelle mitgebracht. Seine Einsätze für pharmazeutische Firmen wollte Psychiater Falkai nicht nur als Möglichkeit verstanden wissen, »ein bisschen Beibrot zu kriegen«, sondern auch als Gelegenheit, über »interessante Themen zu reden«.

Als DGPPN-Präsident nahm Falkai zwar vorübergehend keine Beraterhonorare an, aber er behielt sich vor, nach seiner Amtszeit wieder einzusteigen. Den Schritt seines Mainzer Kollegen Lieb, prinzipiell auf Honorare von pharmazeutischen Firmen zu verzichten, hielt er für das falsche Signal. »Das wäre ein Bruch«, sagte Falkai. »Zu sagen: Ich steige da komplett aus – warum sollte ich das tun? Ich finde, eine Beratungstätigkeit sollte bezahlt werden.«[6]

Mitarbeiter von Pharmafirmen hören das gerne. Sie sind ebenfalls nicht an einem Abbruch der Beziehungen interessiert. Systematisch rekrutieren sie Nervenärzte als Berater, als Mitglied des »advisory board«, als Redner und Mitglied des »speakers' bureau«. Selbstverständlich läuft das gegen Bezahlung. Je nach Vertrag nehmen die Mitarbeiter der Firma sich das Recht heraus, den Vortrag selber zu erstellen, ihn inhaltlich zu prüfen und vorab zu sehen.

Wenn Psychiater und Psychologen von angesehenen Universitäten erst einmal auf den Lohnlisten pharmazeutischer Unternehmen stehen, dann ist ihre Unabhängigkeit gefährdet. Sie entzaubern sich. Sie machen sich angreifbar.

Die Kollegen lästern hinter vorgehaltener Hand und spotten über die »Mietmäuler«. Die Industrie nennt sie lieber »Meinungsbildner«. Diese sollen den Interessen ihrer Auftraggeber dienen, sprich: den Firmen Glaubwürdigkeit verleihen, die öffentliche Meinung über Krankheiten beeinflussen und für hohe Verschreibungszahlen sorgen. Gerade in der Psychiatrie können Meinungsbildner Gold wert sein, zumal Psychopharmaka zu den Medikamentengruppen gehören, die am meisten Umsatz machen.

Welche Summen für sie abfallen, das verraten die Meinungsbildner nur ungern. Doch für einen Vortrag werden mindestens 1000 Euro bezahlt. Bekannte Psychiater und Psychologen können deutlich mehr verlangen.

Bei dem Gespräch in Berlin bezeichnete Psychiater Peter Falkai sich bescheiden als »kleines Licht«. Trotz seiner vielen Verbindungen sei er »nicht jemand, der mit diesen pharmazeutischen Produkten primär groß geworden ist«. Jedes Jahr habe er zwischen 10 000 und 15 000 Euro zusätzlich verdient, sagte Falkai.

Sein Vorgänger auf dem Direktorenposten der Klinik für Psychiatrie und Psychotherapie der Universität München, der Psychiater Hans-Jürgen Möller, könnte ein größeres Licht gewesen sein. Neben seinen Verpflichtungen als Klinikdirektor fand er noch Zeit, gleich dreizehn verschiedenen Pharmafirmen als Berater oder Redner zu dienen. Und Hans-Christoph Diener, Direktor der Klinik für Neurologie des Universitätsklinikums Essen und Außerordentliches Mitglied der Arzneimittelkommission der deutschen Ärzteschaft, arbeitete für 28 verschiedene Pharmafirmen und andere Unternehmen – neben seinem Job als Leiter einer Klinik. Rund 95 000 Euro brutto erhielt Diener nach eigenen Angaben an Industriehonoraren – in einem Jahr.

In den Vereinigten Staaten von Amerika liegen die Tarife ähnlich hoch, wenn nicht höher. So ergab eine Untersuchung des US-Senats: Binnen acht Jahren hat ein bekannter Psychiater mehr als 1,5 Millionen Dollar von verschiedenen pharmazeutischen Firmen erhalten.

Von diesen Zahlungen haben Bürger kaum eine Vorstellung – und auch nicht von den Nachteilen, die sich daraus für sie ergeben könnten, wenn sie an einen industrienahen Psychiater geraten. Ein Arzt ist dem Patienten verpflichtet – ein Meinungsbildner seinem Auftraggeber. Das ist ein Interessenkonflikt, der zu einer schlechteren Versorgung führen kann: Der von der Industrie alimentierte Mediziner lobt und verschreibt womöglich Medikamente, für die er sich sonst niemals eingesetzt hätte. Dabei spielen auch psychologische Aspekte eine wichtige Rolle. Selbst wenn ein betreffender Meinungsbildner seine Auftraggeber in der Industrie persönlich nicht besonders mag, fühlt er sich ihnen verbunden.

Diese Verbundenheit beeinflusst nicht zuletzt die öffentliche Meinung über Themen der Seelenheilkunde. Gerade die Leiter der Abteilungen für Psychiatrie werden von Journalisten gerne um Einschätzungen gebeten und vergleichsweise häufig in den Medien zitiert. Dass die meisten dieser Experten in Wahrheit befangen sind, das bleibt so gut wie immer unerwähnt. Ihre Nähe zur Industrie bedeutet nicht in jedem Fall, dass diese Meinungsbildner gegen ihre innere Überzeugung sprechen. Aber sie führt dazu, dass Zweifel unterdrückt werden, wie folgende

Überlegung zeigt. Wenn ein bestimmtes Psychopharmakon wegen schlimmer Nebenwirkungen zu Recht in die Diskussion geriete, dann wird ein Psychiater, der mit der Herstellerfirma finanziell verbunden ist, das Mittel vielleicht nicht unbedingt verteidigen. Aber er wird mit öffentlicher Kritik daran zurückhalten und lieber auf Tauchstation gehen, wenn ihn Journalisten um eine Einschätzung bitten.

Leitlinien unter Einfluss

Eine weitere Chance zur Manipulation bieten die medizinischen Leitlinien, die von Fachgesellschaften herausgeben werden. Ärzte lesen darin nach, wie bestimmte Erkrankungen zu behandeln sind. Wird ein bestimmter Wirkstoff in einer Leitlinie empfohlen, bürgt das für gute Umsätze. Deshalb ist pharmazeutischen Firmen daran gelegen, Leitlinienverfasser finanziell an sich zu binden.

In erstaunlich vielen Leitlinien jedoch werden diese Verbindungen unterschlagen. Die Leitlinie »Hyperkinetische Störungen« etwa empfiehlt Wirkstoffe für Kinder, bei denen Ärzte die Aufmerksamkeitsdefizit-/Hyperaktivitätsstörung (ADHS) diagnostiziert haben wollen. Ein Hinweis, inwiefern die Verfasser finanzielle Zuwendungen von pharmazeutischen Firmen angenommen haben, fehlt darin. Doch genau das ist der Fall: Der beteiligte Psychologe Manfred Döpfner von der Uniklinik Köln hat als Berater oder Redner von Medice, Eli Lilly, Janssen-Cilag und Shire persönliche Honorare angenommen. Es ist kein Zufall, dass diese Firmen Medikamente gegen ADHS vermarkten.

Ein anderes Beispiel ist die Leitlinie zu »Demenzen«. Der Psychiater Matthias Riepe von der Universität Ulm wirkte an ihnen als Verfasser mit. Weil die Leitlinie die Gabe bestimmter Medikamente empfiehlt, ist es wichtig zu wissen, ob ihre Verfasser finanzielle Verbindungen zu Herstellern von Medikamenten haben.

Der Leitlinie zufolge erklärte Riepe, er habe keinen Interessenkonflikt. Eine erstaunliche Auskunft: Zusätzlich zu seinem Gehalt als Professor für Gerontopsychiatrie nahm Riepe nämlich finanzielle Zuwendungen aus der Industrie an – von AstraZeneca, Janssen-Cilag, Eisai, Pfizer und Lundbeck. Im Gegenzug beriet er die Firmen oder hielt Vorträge für sie. So hat Riepe ein Alzheimer-Medikament, dessen Wirksamkeit umstritten war, öffentlich angepriesen, und zwar auf einer Veranstaltung, welche just die Herstellerfirma sponserte. Dass die von Riepe mitverfasste Leitlinie zu Demenzen die besagte Substanz ebenfalls positiv erwähnt, erscheint dann nur konsequent. Die Leitlinie schrieb Riepe freilich mit 67 anderen Experten – kein Einziger von ihnen gibt einen Interessenkonflikt an. Dabei ist Riepe nicht der einzige Leitlinienexperte, der finanziell mit der Pharmaindustrie verbunden ist. Hans-Christoph Diener, der Essener Neurologe mit Einkünften von 28 Firmen, gehörte ebenso zu ihnen wie etliche Psychiater, die bekanntermaßen für die Industrie gearbeitet haben.

Die Betroffenen spielen die finanziellen Zuwendungen herunter. Sie fühlen sich durch die Honorare nicht beeinflusst; deshalb gebe es keine Interessenkonflikte.«Das Geld ist eigentlich sekundär«, sagt Diener, der sich dank seiner Industrieeinkünfte sogar einen eigenen Angestellten leisten kann.

Der Irrglaube an die eigene Unabhängigkeit

Anke Rohde, die Leiterin des Bereichs Gynäkologische Psychosomatik des Universitätsklinikums Bonn, ist sich ebenfalls keiner Schuld bewusst. Rohde, die auch bei der Erfindung des Sisi-Syndroms auf Mallorca und in Wien dabei gewesen war, sprach über menopausale und prämenstruelle Störungen in Pressemitteilungen und auf Veranstaltungen, und zwar für GlaxoSmithKline und Wyeth. Rohde sagte: »Es gibt Mediziner, die trotz Honoraren völlig unabhängige Vorträge halten, aber sicher auch diejenigen, die dann eher die gewünschte Meinung vertreten. Da ich glaube, zu der ersten Kategorie zu gehören, hatte ich selbst nie das Gefühl eines Interessenkonfliktes.«

So wie Anke Rohde erliegen viele Mediziner dem Glauben, sie selbst seien weniger leicht zu manipulieren als so mancher Kollege. Sie haben einen blinden Fleck, wenn es darum geht, ob sie selbst beeinflussbar sind. Das ergab auch eine Befragung von 208 deutschen Fachärzten zum Einfluss von Pharmavertretern. Nur 6 Prozent der Mediziner hielten sich für häufig und immer beeinflussbar – zugleich glaubten aber 21 Prozent, das treffe auf ihre Kollegen sehr wohl zu. »Das Geniale und zugleich Wirkungsvolle an dieser Art der Manipulation ist, dass sie stattfindet und die

Betroffenen dennoch gleichzeitig das Gefühl der Unabhängigkeit und Objektivität haben«, sagt Klaus Lieb.[7] In der Tat ist das Geld der Pharmafirmen mitnichten zum Fenster hinausgeschmissen. Im Gegenteil, wissenschaftliche Studien haben offenbart: Ärzte, die Geschenke bestimmter Firmen annehmen, bevorzugen tatsächlich deren Produkte.

Allerdings regt sich Widerstand: Um das Vertrauen in die Ärzteschaft zu bewahren, hat die Arbeitsgemeinschaft der Wissenschaftlichen Medizinischen Fachgesellschaften umgedacht. Ärzte, die an Leitlinien mitschreiben, sollten Zuwendungen aus der Industrie prinzipiell offenlegen. Ob und wann diese Empfehlung aufgegriffen wird, liegt jedoch im Ermessen der jeweiligen medizinischen Fachverbände. Und die sind, wie die DGPPN, oftmals mit der Industrie verbandelt und tun sich schwer damit, ihre finanziellen Verbindungen zu den Firmen offenzulegen.

In den Vereinigten Staaten von Amerika ist man weiter. Dort beschloss der Kongress im sogenannten Physician Payment Sunshine Act, dass Pharmaunternehmen und andere Firmen alle Zahlungen an Ärzte im Internet veröffentlichen müssen. Sofern sie Zuwendungen US-amerikanischer Unternehmen kassiert haben, wird diese Datenbank auch Meinungsbildner aus Deutschland enttarnen: mit vollem Namen und unter Angabe der einzelnen Honorare.

»Es hat wenig Sinn, der Industrie Machenschaften vorzuwerfen. Vielmehr müssen wir als Ärzte eine klare Position dazu entwickeln. Wenn ein Arzt persönliche Honorare aus der Industrie annimmt, muss das offengelegt werden.

Dann können andere entscheiden, ob das einen Einfluss hat oder nicht«, sagt Klaus Lieb, der Aussteiger aus Mainz.

Mit seiner öffentlichen Abkehr von der Industrie ist der Mann gut gefahren. »Diese Maßnahmen verleihen mir ein viel höheres Maß an Unabhängigkeit in meiner Verordnung von Medikamenten, aber auch bei Empfehlungen, die ich in Vorträgen abgebe«, sagt Lieb.[8] Und nicht zuletzt hat er sich Respekt in der Öffentlichkeit verschafft. Als Dank für seinen Einsatz für eine »integre Wissenschaft« hat der Deutsche Hochschulverband den Psychiater Klaus Lieb zum »Hochschullehrer des Jahres« gekürt.

KAPITEL 5 **Die Natur der Seele**

Daniel Lieberman drückt die schwere Tür zur Knochenkammer auf. Der Raum ist zugestellt mit Stahlregalen, in denen Tausende verstaubte Pappschachteln liegen. Wahllos nimmt Lieberman den Karton Nummer 57 886 aus einem Regal, hebt den Deckel und holt den Schädel eines Menschen hervor. Mit dem rechten Zeigefinger fährt Lieberman über die Zahnreihe des Oberkiefers: »Sehen Sie nur, wie schön das angeordnet ist!«, sagt er. »Und die Backenzähne sind auch alle am rechten Platz.«[1]

Schädel auf Schädel geht das so in den osteologischen Sammlungen des Peabody-Museums, das zur Harvard University in Cambridge (US-Bundesstaat Massachusetts) gehört. Die Knochen, die hier eingelagert sind, stammen aus allen Erdteilen und sind viele hundert Jahre alt. Zu dieser Zeit gab es natürlich noch keine Zahnspangen, dennoch hatten die Besitzer der Schädel erstaunlich gerade Zähne. Der Grund: Sie mussten bei jeder Mahlzeit noch tüchtig kauen – und dadurch konnte sich ihr Gebiss so entwickeln, wie es von der Natur vorgesehen ist.

»Die Kiefer brauchen mechanische Belastung«, erklärt Lieberman, während er die Schädelsammlung zeigt. »Nur so können die Kieferknochen ausreichend wachsen und allen Zähnen Platz bieten.« Heute aber ist das Wachstum der Kauleisten vieler Menschen gehemmt, weil der Bewohner der Industriestaaten in einer Umwelt lebt, für die sein Körper in vielerlei Hinsicht nicht gemacht ist. Wer sich von Fast Food und industriell aufbereiteten Lebensmitteln ernährt, dessen Kiefer ist notorisch unterbeschäftigt. Aus diesem Grund haben viele Menschen verkümmerte Kiefer, die ihren Zähnen einfach zu wenig Platz bieten. Die Größe der Zähne dagegen ist genetisch festgelegt und kann sich nicht anpassen. Und so wachsen die Beißer im unterentwickelten Kiefer heran – es geht zu wie auf einem Verschiebebahnhof. Die Folge sind Fehlstellungen der Zähne, die häufig mit Drähten gerichtet werden.

Die unter Teenagern zum Normalfall gewordenen Zahnspangen sind jedoch nicht die einzigen Anzeichen, wie schlecht der Körper, aber auch die Seele in die Industriegesellschaft passt. Ob Gefäßverkalkung oder Gicht, ob Depressionen oder Diabetes, ob Krebs oder Kreuzschmerzen, ob Fehlsichtigkeit oder Fettsucht, Bluthochdruck, Heuschnupfen, Leistenbruch, Magersucht oder Schüttellähmung – viele Krankheiten können entstehen, wenn Menschen nicht mehr im Einklang mit ihrem biologischen Erbe leben.

»Fast jeder Aspekt der menschlichen Biologie, der in der Medizin eine Rolle spielt, ist durch unsere evolutionäre Vergangenheit geformt worden«, sagt der Biologe Stephen Stearns von der Yale University. Obwohl viele Studien die Erkenntnisse der Evolutionsmediziner eindrucksvoll untermauern, finden sie im Medizinbetrieb für gewöhnlich nur wenig Beachtung. Ärzte doktern oft bloß an Symptomen herum, die eigentlich zu vermeiden gewesen wären. »Ob Plattfüße, Schlaganfall oder Osteoporose – wir erfinden Einlagen, Operationen und Pillen, um mit diesen Erkrankungen leben zu können«, sagt Daniel Lieberman. Dadurch entferne sich der heutige Mensch immer weiter von jener Lebensweise, für die Leib und Seele gemacht sind; Lieberman spricht hier treffend von einer »Miss-Evolution«.

Die Umwelt in den Industriestaaten passt nicht zur Natur des Menschen – diese Unstimmigkeit ist einer der wesentlichen Gründe für die explodierenden Ausgaben des Gesundheitssystems. Dabei müssen gerade die häufigsten und teuersten Leiden gar nicht sein. Alles in allem wären wohl 70 Prozent der gesamten Krankheitslast zu vermeiden, wenn die Menschen sich stärker auf die evolutionären Bedürfnisse von Leib und Seele besännen. Die augenfälligsten Beispiele beziehen sich auf den Körper. Der sogenannte Alterszucker oder Diabetes Typ 2 wird in mehr als 90 Prozent aller Fälle durch einen Lebenswandel ausgelöst, für den der menschliche Körper nun einmal nicht geschaffen ist: widernatürlicher Bewegungsmangel gepaart mit dem Konsum großer Mengen von Industriezucker.

Sicherlich wünscht sich niemand den brüllenden Hunger der Steinzeit und auch nicht die seinerzeit so erschreckend hohe Sterblichkeitsrate zurück. Antibiotika und Kaiserschnitt, pasteurisierte Milch und Konservendosen, Heizungen und Roboter sind ein Segen. Die heutigen Menschen leben länger als ihre Vorfahren. Das ist alles richtig, und doch könnte es ihnen noch besser gehen. Der »Durchschnittsangestellte in einem Büro wäre sehr viel gesünder, verbrächte er seine Tage damit, nach Muscheln zu tauchen oder Früchte auf hohen Bäumen zu ernten«, schreiben die

Evolutionsmediziner Randolph Nesse und George Williams.[2]

Aus Sicht der Biologie erscheint freilich erstaunlich, dass der Homo sapiens nicht viel robuster aufgestellt ist. Nach dem vom britischen Naturforscher Charles Darwin (1809 bis 1882) beschriebenen Prinzip der natürlichen Selektion setzten sich nur die am besten angepassten Individuen durch. Und das bedeutet doch: Jeder heute lebende Durchschnittsbürger ist ein wahrer Überlebenskünstler der Evolution.

Wieso aber strotzt er dann nicht vor Gesundheit? Weshalb wird er nicht fröhlich 100 Jahre alt? Und warum verspürt er überhaupt so etwas wie psychische Probleme?

Zug um Zug erkennen die Wissenschaftler, warum die Evolution Eigenschaften, die einen anfällig für Erkrankungen machen, nicht einfach aussortiert, sondern dem Menschen einen Körper und eine Seele geschenkt hat, die mit Kompromissen klarkommen müssen. »No body is perfect«, lautet der Kalauer in englischer Sprache – der allerdings die Psyche vergisst.

Viele seelische und körperliche Symptome, die auf den ersten Blick auf eine Erkrankung schließen lassen, stellen sich im Lichte der Evolutionsforschung als archaische Mechanismen heraus, die den Menschen gesund erhalten sollen. Fieber zum Beispiel ist eine uralte Strategie, um eine Ansteckung mit gefährlichen Bazillen zu bekämpfen und die winzigen Invasoren in den Wärmetod zu treiben. Grübeln wiederum hilft, Probleme des Lebens zu bewältigen.

Wie der aufrechte Gang das Sozialverhalten prägte

Aus den anatomischen Anlagen lässt sich erstaunlich viel über die Anfälligkeit für Erkrankungen lesen. Der Paläontologe Neil Shubin von der University of Chicago schreibt: »Praktisch jede Erkrankung, die uns plagt, besitzt eine historische Komponente, die man von den Säugetieren bis zu den Fischen und noch weiter zurückverfolgen kann.«[3] Neil Shubin vergleicht den Körper des Menschen mit einem VW Käfer. Der Käfer war einst viele Jahrzehnte auf dem Markt und wurde kaum noch technisch verändert. Der Grund: Das zunächst so erfolgreiche Design mit dem luftgekühlten Heckmotor ließ sich im Nachhinein kaum mehr verändern. Es brachte spätere Ingenieure zur Verzweiflung, weil Modifikationen nicht mehr möglich waren.

Ähnlich verhält es sich mit dem menschlichen Leib. Viele seiner Baupläne sind den Fischen entlehnt und können allenfalls in einem engen Rahmen verändert werden. Evolutionäre Neuerungen sind deshalb niemals große Würfe, sondern immer Kompromisse. Sie machen den Menschen anfällig für manches Gebrechen und prägen – wie wir noch sehen werden – auch sein soziales Verhalten.

So kreuzen sich zum Beispiel die Nahrungs- und Atemwege; manch einer ist deshalb schon am Hühnerknochen erstickt. Sicherer wäre es, den Mund auf der Stirn zu haben und die Nase in der Kehle. Auch die Lage der Vorsteherdrüse (Prostata) ist ein Notbehelf; sie umgibt die Harnröhre und wird im Alter größer. Etliche Männer können deshalb eines Tages die Blase nicht mehr vollständig leeren und müssen häufiger auf Toilette gehen, als ihnen lieb ist.

Der aufrechte Gang des Menschen ist eine für Säuger ungewöhnliche Art der Fortbewegung und durchaus mit Vorteilen verbunden. Im Vergleich zum Schimpansen, der im Knöchelgang läuft, verbraucht ein Mensch im aufrechten Gang viermal weniger Energie. Auch hat er die Hände frei, um Beeren zu pflücken, Tiere zu jagen, Werkzeuge herzustellen oder Babys zu tragen.

Zum anderen ist der aufrechte Gang der Ursprung vieler gesundheitlicher Probleme und beschäftigt entsprechend viele Fachrichtungen der Medizin. Ganz gleich, ob Ballenzeh, Erstickungsgefahr beim Essen, Fersensporn, Genitalprolaps der Frau, Hämorrhoiden, Inkontinenz, Knieschaden, Leistenbruch, Mittelohrentzündung, Venenthrombosen – diese ganzen Leiden plagen den Menschen, weil er aufrecht geht. Tragödien spielen sich insbesondere im Rücken ab. Die Wirbelkörper können degenerieren (Spondylose). Das Rückgrat kann sich verkrümmen (Skoliose). Gerne platzen die Bandscheiben der unteren Lendenwirbel – Einschlag zwischen L4 und L5.

Auch die sprichwörtlich schwere Geburt ist eine Folge des aufrechten Gangs. Das Becken der Frau wurde im Laufe der Stammesgeschichte immer gestauchter, weil dies das Gehen erleichtert. Zugleich ist das Gehirn der Babys im Zuge der Evolution größer geworden. Damit das Kind überhaupt durch den engen Geburtskanal passt, muss es auf die Welt kommen, wenn das Schädelwachstum noch nicht zu weit fortgeschritten ist. Während der Geburt muss es sich auf halbem Wege zur Seite drehen. Wenn es aus dem Geburtskanal kommt, zeigt sein Gesicht zum Po der Mutter. Deshalb kann diese ihr Kind nicht mit den eigenen Händen auf die Welt holen: Sie würde ihm beim Ziehen zwangsläufig das Rückgrat nach hinten verbiegen. Ebenso wenig kann sie dem Neugeborenen den Schleim aus dem Gesicht wischen und seinen Hals von der Nabelschnur befreien.

Die Zwänge der Biologie haben die Geburt zu einem Ereignis gemacht, das das Sozialverhalten des Menschen beeinflusst hat. Da Babys hilflos auf die Welt kommen, müssen Eltern sich aufopferungsvoll um sie kümmern – mit »weitreichenden Folgen für die Psyche des Menschen, zu denen Bindung, Vertrauen und Kooperation gehören«.[4]

Wie die Evolution den Geist formte

Der Zusammenhang zwischen dem aufrechten Gang und dem Sozialverhalten ist nur ein Hinweis darauf, wie die Evolution eben nicht nur körperliches, sondern auch das seelische Befinden beeinflusst. Die Tatsache, dass der Mensch auch Schmerzen, Kummer, Stress und andere negative Gefühle spüren kann, scheint der Preis zu sein, den die Natur für das leistungsfähige Gehirn verlangt. Menschen lebten beispielsweise die meiste Zeit ihrer Stammesgeschichte in überschaubaren Verbänden – das ist ein Hauptgrund dafür, dass sie soziale Isolation, wie sie in den westlichen Gesellschaften häufig vorkommt, nur schwer ertragen können.

Manche geistigen Störungen haben eine organische Ursache, beispielsweise die Alzheimer-Krankheit, bei der ganze Verbände von Nervenzellen absterben. Doch obwohl alle psychischen Störungen damit zusammenhängen, wie das Gehirn arbeitet, werden nur wenige dieser Störungen durch neurologische Schäden verursacht, sprich: durch Probleme mit der Hardware. Die meisten Störungen entstehen durch Probleme mit der Software, sagt der Psychiater und Evolutionsmediziner Randolph Nesse. Diese Softwareprobleme haben immer etwas mit der Umwelt zu tun, und sie treten erstaunlich früh im Leben auf. Im Unterschied zu den meisten körperlichen Erkrankungen machen seelische Probleme sich häufig im jungen Erwachsenenalter bemerkbar – also in einer Phase, wo sich Menschen meistens noch nicht fortgepflanzt haben. Aus Sicht der Evolution bedeutet das: Offenbar bringen seelische Probleme nicht nur Nachteile mit sich – sondern sie können in der natürlichen Selektion auch Vorteile haben.

Wenn man seelische Leiden aus der Perspektive der Evolution betrachtet, dann kann man sie besser verstehen. Den Klassifikationssystemen der Psychiatrie fehlt eine übergeordnete Theorie; sie beschränken sich auf das reine Beschreiben von Symptomen. Dadurch wollten Psychiater übrigens die Psychotherapie und deren Versuche zurückdrängen, den Ursprung von seelischen Problemen zu erklären. Doch die Erfindung der Klassifikationssysteme der Psychiatrie hat weitreichende Folgen: Von allen Fachrichtungen der Medizin ist die Psychiatrie die einzige, in der nicht mehr unterschieden wird zwischen der eigentlichen Krankheit und den Symptomen, in welchen sich eine Krankheit äußern kann. Randolph Nesse verdeutlicht es an folgendem Beispiel: Wenn ein Patient mit einem Husten zum Arzt geht, dann wird dieser nicht in einer Tabelle von Husten-Erkrankungen nach der richtigen Diagnose schauen. »Vielmehr weiß der Doktor, dass der Husten selbst nicht die Krankheit ist. Der Husten ist die nützliche Antwort des Körpers auf eine Erkrankung«, so Nesse.[5] Und im Folgenden wird sich der Arzt auf die Suche nach dem Leiden machen, das den Husten auslöst. Ähnlich ist es, wenn ein Mensch sich übergeben muss, wenn er Fieber oder Schmerzen hat – all dies sind Anzeichen, die jeweils verschiedene Ursachen haben können. Diese herauszufinden ist die eigentliche Aufgabe des Arztes.

Anders ist es in der Psychiatrie. Für das Gefühl der Angst etwa gibt es verschiedene Diagnosen im Klassifikationssystem. Zwar werden etliche Mediziner durchaus versuchen, die genaue Ursache für die Angst herauszufinden und sich dazu ausführlich mit dem Patienten unterhalten. Aber allzu oft sieht die Realität anders aus: Der Psychiater legt sich auf eine Diagnose fest, verschreibt ein Medikament – und kümmert sich nicht weiter um die Umstände, welche die Angst haben entstehen lassen. In vielen Fällen sei das zwar nicht unbedingt schädlich, sagt Nesse. Jedoch sei es genauso ein Kunstfehler, den Gründen negativer Gefühle nicht nachzugehen, wie es ein Fehler wäre, die Ursache von Husten oder Fieber nicht zu ermitteln.

Die Psyche ist ein Kontinuum

Befindlichkeiten lassen sich nicht in »normal« und »gestört« einteilen, zumal sie in einem Spektrum liegen. Sie unterscheiden sich nicht in der Qualität, sondern in ihrer

Quantität. Eine Befindlichkeit kann eine solche Ausprägung annehmen, dass sie einen Krankheitswert annimmt. Das ändert aber nichts daran, dass sie eine zutiefst menschliche Gefühlsregung darstellt. Die Verhaltensweisen von Menschen mit psychischen Diagnosen sind im Vergleich zu den vermeintlich normalen Menschen also nicht grundsätzlich anders, sondern sie sind nur intensiver, häufiger und weniger angemessen in der jeweiligen Situation.

Psychiater wie Martin Brüne von der Klinik für Psychosomatische Medizin und Psychotherapie der Universität Bochum halten es deshalb für angebracht, nicht von »Störungen«, sondern eher von »Eigenschaften« zu sprechen. Seelische Nöte könnte man dadurch viel besser verstehen, und zwar als »verzerrte Ausprägungen von Mechanismen«, die im Laufe der Menschwerdung entstanden sind.[6]

Die etablierte Psychiatrie dagegen denkt sich Diagnosen aus und sortiert Menschen mit seelischen Problemen entsprechend in Schubladen. Dabei ist die Seele eben nicht genormt. Im Laufe der Evolution waren seelische Schwankungen die Regel – und ein Motor der Entwicklung. Denn ohne Schwankungen entsteht nichts Neues.

Wenig Wissen, viel Verständnis

Ein weiteres Merkmal der Psychiatrie ist es, seelische Erkrankungen auf organische Ursachen zurückzuführen – auf Störungen der Gehirnchemie, auf fehlende Neurotransmitter, auf krankmachende Gene. »Im klassischen ›bio-psycho-sozialen Modell psychischer Erkrankungen‹

hat längst eine dramatische Verschiebung hin zum Pol der Biologie stattgefunden«, konstatiert der Pharmazeut Felix Hasler.[7] Das Aufkommen dieses biologischen Modells hat historische Gründe. Im Vergleich zu allen anderen Fächern der Medizin wurde die Nervenheilkunde innerhalb der Ärzteschaft nie sonderlich ernst genommen. Psychiater galten als »Seelenklempner«, als jene Mediziner, die nicht viel wissen, aber für alles Verständnis haben. Das Aufkommen der Molekularbiologie kam da wie gerufen. Indem sie nach molekularen Ursachen von seelischen Störungen suchten, konnten Psychiater ihrem Fach den Anstrich von Wissenschaftlichkeit geben. Viele von ihnen beschreiben Depressionen als Neurotransmitter-Mangelkrankheit und das Aufmerksamkeitsdefizit-/Hyperaktivätssyndrom als hirnorganischen Defekt. Als sich zeigte, dass es die vermuteten Krankheitsgene gar nicht gibt, wurde die Theorie umgemodelt. Nun ist die Rede davon, dass bestimmte Menschen bei bestimmten Umwelteinflüssen eher an einer psychischen Störung erkranken als andere. Schuld daran sollen Gene sein, die einen besonders anfällig, besonders »vulnerabel« machen für seelische Erkrankungen, wenn bestimmte Umwelteinflüsse dazukommen.[8]

Als Beispiel wird gerne ein Gen für ein Protein angeführt, das den Transport des Botenstoffs Serotonin im Gehirn regelt. Demnach tragen manche Menschen eine kürzere Genvariante für diesen Serotonintransporter als andere – und sollen aufgrund dieses winzigen Unterschieds besonders anfällig für Depressionen und Angststörung sein, wenn sie Stress im Leben haben. Viele Menschen sind empfänglich für diese Vorstellung, zumal da sie tröstet und entlastet. Nach dem Motto: Wenn so vieles in den Genen festgeschrieben ist, dann trifft den Einzelnen keine Schuld. Und vielen ist dieses biologische Modell auch deshalb recht, weil es eine einfache Lösung verspricht. Wenn psychische Probleme als organische Defizite erscheinen, dann kann man diese mit Psychopharmaka beheben.

Schlechte Gene, gute Gene

Doch dieses biologische Modell erzählt nur die halbe Wahrheit. Es sind ausgerechnet die Ergebnisse von Genforschern, die es zeigen: Anlagen, die mit seelischen Erkrankungen in Verbindung gebracht wurden, haben zwei Seiten – und können mithin auch Gutes bewirken. Wenn diese Anlagen sich in einer günstigen Umwelt ausprägen können, dann führen sie zu einer besonders starken Psyche.[9]

Die vermeintlichen Risikomerkmale für Depressionen, Angststörungen, Hyperaktivität und unsoziales Verhalten sind in der Bevölkerung weit verbreitet und gehören zur natürlichen Ausstattung des Homo sapiens. Die angeblich schlechten Anlagen müssen auch Vorteile bringen, sonst wären sie in der Evolution längst aussortiert worden. Evolutionsmediziner erkennen, wie die Vorteile aussehen: Die betreffenden Merkmale machen den Menschen besonders formbar und offen für Einflüsse von außen – im Schlechten wie im Guten.

Das zeigt sich beispielsweise, wenn man sich den bereits

erwähnten Serotonintransporter einmal genau anschaut, jenes Protein, das den Transport des Botenstoffs Serotonin im Gehirn regelt. Der Serotonintransporter kommt in der Bevölkerung in einer kürzeren und in einer längeren Ausfertigung vor. Eine Gruppe von Biologen brachte die kürzere Variante nun vor einiger Zeit mit einer erhöhten Anfälligkeit für Depressionen in Verbindung. Wer diese Variante trage, der sei besonders anfällig für Stress. Doch als Forscher die Studiendaten noch einmal auswerteten, kam ein vielschichtigeres Bild heraus: Die Menschen mit kürzerem Serotonintransporter waren nicht nur Opfer ihrer Gene. Wenn sie unbeschwert aufwachsen konnten, dann fühlten sie sich glücklicher als Menschen, die in einer ähnlichen Umgebung aufgewachsen waren, aber den längeren Serotonintransporter hatten. Mit anderen Worten: Einen kurzen Serotonintransporter zu haben, führt nicht zwangsläufig zu einer Depression.

Der kurze Serotonintransporter kann ein Nachteil sein – aber auch ein Vorteil. Wer ihn hat, der ist verwundbarer, wenn er in der frühkindlichen Phase vernachlässigt wird, und hat später eine erhöhtes Risiko für Depressionen. Doch wenn er in stabilen Verhältnissen aufwächst, dann profitiert er besonders und hat später im Leben ein *verringertes* Risiko für Depression.

Diese besondere Formbarkeit kam auch in Studien zum Vorschein, in denen es um Angst, Aufmerksamkeit und Aktivität ging. In einer dieser Untersuchungen schrieben 350 junge Studenten auf, wie ängstlich und schlecht sie sich in einem Zeitraum von 30 Tagen fühlten. Das Ergebnis: Menschen mit kürzerem Serotonintransporter klagten am Abend überdurchschnittlich häufig über Ängste, wenn ihr Tag schlecht verlaufen war. Doch umgekehrt fühlten dieselben Menschen sich nach einem guten Tag furchtloser als Studenten mit längerem Serotonintransporter.

Auch Friedfertige haben das »Krieger-Gen«

Als weiteres Beispiel nennt der Psychiater Brüne das Gen für den Dopamintransporter. Eine bestimmte Variante scheint jene hyperaktive Fahrigkeit zu begünstigen, wie man sie Menschen mit der Diagnose ADHS zuschreibt. Und zugleich wird sie mit Neugier in Verbindung gebracht. Neugieriges Verhalten dürfte sich in der Stammesgeschichte als großer Vorteil bewährt haben. Jedoch in Klassenräumen, wo man sich ruhig zu verhalten hat, kann einem dieses Merkmal das Leben erschweren – und dem betroffenen Menschen eine ADHS-Diagnose einhandeln.

Mit einem Protein namens Monoaminooxidase-A (MAO-A), das ebenfalls im Stoffwechsel des Botenstoffs Serotonin eine Rolle spielt, ist es schließlich ganz ähnlich. Mit einer bestimmten Variante des MAO-A-Gens erklärte ein Forscher das angeblich besonders aggressive Verhalten der Maori, der Ureinwohner Neuseelands. Die Probleme mancher Maori in der modernen Gesellschaft, darunter der Hang zu Glücksspiel und Drogensucht, seien dieser Variante ebenfalls geschuldet. »Krieger-Gen« wurde sie genannt. Doch seltsamerweise ist diese angeblich militante Genvariante in der Bevölkerung weit verbreitet. 60 Prozent aller Asiaten tragen sie, und unter Europäern dürfte der Anteil bei 40 Prozent liegen. Das Krieger-Gen gehört zur Normalausstattung des Menschen und scheint einen evolutionären Sinn zu haben.

Diesen Nutzen erkannten Forscher, als sie sich die Daten einer wichtigen Studie zu MAO-A noch einmal genau anschauten. Gewiss, Männer, die in der Kindheit missbraucht worden waren und zudem die besagte MAO-A-Variante trugen, hatten demnach ein leicht erhöhtes Risiko, antisoziales Verhalten zu zeigen. Doch Jay Belsky von der University of California in Davis wies auf ein weiteres Ergebnis derselben Studie hin: Menschen mit der besagten MAO-A-Variante, die allerdings wohlbehütet aufgewachsen waren, verhielten sich friedlicher als alle anderen.[10] Weitere Studien zum MAO-A-Gen haben bestätigt, dass das Krieger-Gen ein Mythos ist. In einer Studie wurden 975 Jungen daraufhin untersucht, ob die vermeintlich schlechte MAO-A-Variante mit schlechtem Benehmen verbunden war. Das hing, wie sich abermals zeigte, von der Umwelt ab. Bei Jungen, die früh im Leben missbraucht worden waren und die vermeintlich nachteilige MAO-A-Variante trugen, zeigten sich vermehrt seelische Probleme und Anzeichen von ADHS. Anders war es bei Jungen mit der gleichen MAO-A-Variante, die eine unbeschwerte Kindheit verleben durften. Sie waren besonders ausgeglichen und hatten sogar deutlich weniger soziale Probleme als Altersgenossen mit »normaler« MAO-A-Ausstattung und unbeschwerter Kindheit.

Umwelt wichtiger als Gene

Die vermeintlich riskanten Merkmale entpuppen sich als besondere Gabe, aus einem reichen Spektrum schöpfen zu können. Wie dieses Potential genutzt wird, darüber bestimmen nicht die Gene, sondern darüber entscheidet die Umwelt. Die viel beschworene Anfälligkeit für psychische Störungen bringt in der richtigen Umwelt Vorteile mit sich.

Die vorgenannten genetischen Anlagen, die den Geist besonders formbar und offen für Reize aus der Außenwelt machen, breiten sich in der Bevölkerung aus. Offenbar bevorzugt die natürliche Selektion Genvarianten, die besonders empfänglich für Umwelteinflüsse sind. In der jüngeren Menschheitsgeschichte haben sich viele solche Verhaltensmerkmale etabliert. Ein weiteres Beispiel dafür ist das Gen für ein Protein namens Catechol-O-Methyltransferase, das für den Stoffwechsel von Neurotransmittern eine Rolle spielt. Eine bestimmte Variante ist einerseits mit einem vergleichsweise schlechten Arbeitsgedächtnis verbunden; gleichzeitig verbessert sie aber das Einfühlungsvermögen. Der Bochumer Psychiater Brüne erklärt es mit diesen Worten: »Es sind eben die Umweltbedingungen, die letzten Endes den Ausschlag geben, ob eine genetische Variante zu einem besonders schlechten Ergebnis führt, also beispielsweise einer psychischen Störung, oder ob sie mit einem besonders hohen Funktionsniveau verbunden ist. Das finde ich bemerkenswert. Es eröffnet Betroffenen eine ganz andere Perspektive auf ihre Erkrankung. Man sagt ihnen nicht mehr: ›Tja, Pech gehabt. Sie haben leider so ein Gen, das Sie anfällig für Depressionen macht.‹ Vielmehr sagt man: ›Sie haben eine genetische Variante, die unter bestimmten Umständen eine Depression verursachen kann, aber unter anderen Bedingungen kann sie genau das Gegenteil bewirken.‹«[11]

Diese sogenannten Plastizitätsgene sind heute viel häufiger im Erbgut des Menschen zu finden als noch vor 50 000 Jahren. Das Gen für den kürzeren Serotonintransporter und das Gen für die besagte Variante der Monoaminoxidase waren vor hunderttausend Generationen vermutlich noch gar nicht entstanden – heute sind sie bei 20 bis 50 Prozent der Menschen zu finden.

Das ist keine Laune der Natur. Die Merkmale führten zu Vorteilen in der natürlichen Auslese. Wer sie trägt und eine gute Kindheit erlebt, der scheint als Erwachsener besonders gefeit gegen seelische Erkrankungen zu sein. Aber auch in einer schwierigen Umwelt helfen diese Merkmale weiter, gerade weil sie sich dann anders ausprägen: Angst, Aggressivität und Aktivität können dazu beitragen, in bedrohlichen Lebenslagen zu bestehen.

Viele Merkmale und Verhaltensweisen, die heute manchen als psychische Störungen gelten, sind natürliche Anpassungen, die sich im Zuge der Evolution entwickelt haben und im Gehirn des Menschen fest verdrahtet sind.

KAPITEL 6 **Das letzte normale Kind**

Das Datum der Geburt kann Folgen fürs ganze Leben haben, das haben Forscher an den besten Eishockeyspielern Kanadas erkannt: Auffällig viele von ihnen haben im Januar Geburtstag. Und der 1. Januar ist der Stichtag für die Jugendmannschaften. Aus diesem Grund waren die Januarkinder in ihren Teams immer die ältesten und entsprechend körperlich entwickelt und robust auf dem Eis. Die Trainer deuteten dieses dem Alter geschuldete Phänomen als Talent – das sie förderten. Viele Januarkinder kamen in bessere Mannschaften, wo sie häufiger und auf höherem Niveau trainieren konnten. Durch die bevorzugte Förderung konnten die Januarkinder ihr Potential besonders gut ausschöpfen – und bekamen einen Vorsprung, den viele Dezemberkinder nicht mehr aufholen konnten.

Doch nicht nur über Sportlerkarrieren, sondern auch über Diagnosen seelischer Störungen können Stichtage entscheiden. Das haben zwei Studien zur Aufmerksamkeitsdefizit-/Hyperaktivitätsstörung (ADHS) offenbart. So hat eine Untersuchung mit knapp 12 000 Kindern in den Vereinigten Staaten von Amerika ergeben, dass die jüngsten Schüler in den Eingangsklassen der Grundschulen eine um 60 Prozent erhöhte Wahrscheinlichkeit hatten, dass Ärzte ihnen ADHS bescheinigten.[1] In einigen US-Bundesstaaten dürfen Kinder nur dann in die Eingangsstufe der Schulen gehen, wenn sie bis Ende November fünf Jahre alt geworden sind. Von diesen Novemberkindern hatten nun 6,8 Prozent der Studie zufolge eine ADHS-Diagnose. Unter den Dezemberkindern in ihren Klassen, die fast ein ganzes Jahr älter sind, sind es nur 1,9 Prozent.

Der Risikofaktor Geburtsdatum prägte die weitere Schullaufbahn: In der achten Klasse hatten die jüngsten Schüler im Vergleich zu den ältesten Klassenkameraden eine fast verdoppelte Wahrscheinlichkeit, dass man ihnen Psychopharmaka gegen ADHS verschreibt. Diese Häufung der Erkrankungen ging offenbar auf Lehrer zurück, die den altersbedingten Rückstand ihrer jüngsten Schüler als eine Verhaltensstörung deuteten und den Eltern den Rat gaben, ihre Kinder vom Kinderpsychiater untersuchen zu lassen. »Aber diese ›Symptome‹ spiegeln bloß die emotionale und intellektuelle Unreife der jüngsten Schüler wider«, sagt der Forscher Todd Elder von der Michigan State University in East Lansing. Er hält jede fünfte ADHS-Diagnose für falsch – in den westlichen Gesellschaften wären demnach Millionen von Kindern und Jugendlichen zu Unrecht zu Zappelphilippen abgestempelt worden.

Krank durch Zufall

In der kanadischen Provinz British Columbia wiederum haben Epidemiologen die Daten von 937 000 Schülerinnen und Schülern ausgewertet.[2] Für sie galt der Stichtag 31. Dezember, so dass die Dezemberkinder die jüngsten in der Klasse waren. Die Forscher verglichen die ADHS-Daten der Dezemberkinder mit denen der Januarkinder und fanden deutliche Unterschiede: Die im Dezember geborenen Jungen hatten ein um 30 Prozent erhöhtes Risiko, eine ADHS-Diagnose zu bekommen. Mädchen mit Geburtstag im Dezember hatten eine um 70 Prozent größere Wahrscheinlichkeit, eine ADHS-Diagnose zu bekommen. Auch bei der Verschreibung von Medikamenten spielte der Stichtag eine große Rolle. Die Dezemberjungen hatten eine um 41 Prozent erhöhte Wahrscheinlichkeit, ADHS-Medikamente verschrieben zu bekommen; bei den Dezembermädchen war dieses Risiko um 77 Prozent erhöht. Und diese Effekte fanden sich quer durch die Klassenstufen, zumal die Daten von Kindern im Alter von sechs bis zwölf Jahren stammen. Die Forscher sagen: »Der mögliche Schaden durch Überdiagnose und Überverschreibung und das Fehlen eines objektiven ADHS-Tests mahnen zur Vorsicht, wenn man Kinder auf diese Störung untersucht und Behandlungen veranlasst.«

ADHS wird zu häufig diagnostiziert. Forscher der Universität Basel und der Universität Bochum haben das in einer Umfrage herausgefunden, an der 473 Kinder- und Jugendpsychotherapeuten und -psychiater in Deutschland teilnahmen. Diese erhielten je eine von vier unterschiedlichen Fallgeschichten. Sie sollten eine Diagnose stellen und eine Therapie vorschlagen. In drei der vier Fälle waren die geschilderten Symptome und Umstände extra so geschrieben, dass kein ADHS vorlag. Ein Fall dagegen war nach den Leitlinien und Kriterien eindeutig als ADHS dargestellt. Da die Forscher auch noch das Geschlecht dieser Fallgeschichten variierten, waren insgesamt acht verschiedene Fälle zu beurteilen.

Das Ergebnis: Bei je zwei gleichen Fallgeschichten bekam der Junge viel häufiger eine ADHS-Diagnose als das Mädchen. In den Worten der Wissenschaftler: Leon hat ADHS, Lea nicht. Viele der Kinder- und Jugendpsychotherapeuten und -psychiater hielten sich nicht an die Diagnosekriterien, sondern fällten ihr Urteil offenbar eher anhand von Faustregeln und Klischees. Motorische Unruhe, mangelnde Konzentration oder Impulsivität bei einem Jungen führten vermehrt zur Diagnose ADHS. Die Nennung der gleichen Symptome bei einem Mädchen führte dagegen nicht zur ADHS-Diagnose. Und es spielte auch eine Rolle, wer die Diagnose stellte: Männliche Therapeuten diagnostizierten deutlich häufiger ADHS als weibliche Kollegen. Die Rate der Fehldiagnosen war insgesamt hoch: 17 Prozent der befragten Therapeuten und Psychiater diagnostizierten ADHS, obwohl die diagnostischen Kriterien gar nicht erfüllt waren.[3]

Aber auch der Wohnort hat einen Einfluss darauf, ob ein Kind die ADHS-Diagnose bekommt oder nicht. Zwischen den deutschen Landkreisen gibt es erstaunliche Unterschiede in der ADHS-Rate. Rund um Würzburg wird die Diagnose ADHS am häufigsten gestellt, vermutlich weil Kinderpsychiater der dortigen Universität schon früh einen Schwerpunkt auf ADHS legten.

Nicht weit von Würzburg wohnt der sechs Jahre alte Max.[4] Er zertrümmerte mit dem Hammer schon mal einen Tisch, schleuderte Spielzeug durchs Zimmer und brüllte, dass es in den Ohren weh tat. Mit anderen Kindern gab es häufig Konflikte. Im Kindergarten bedrängte und schubste er die anderen. »Die anderen haben sich gefreut, wenn Max mal nicht im Kindergarten war«, sagt die Mutter, die mit Mann und drei Kindern lebt.

Die Mutter führt eine Praxis für Physiotherapie und bietet dort selbst sanfte Verfahren an. Deshalb habe sie lange gezögert, erzählt sie, Max Tabletten mit der Substanz Methylphenidat zu geben, die aufs Gehirn einwirkt. Freunde und Bekannte hätten verstört reagiert, als sie sich dazu entschloss. Doch nach den ersten 50 Tagesdosen bereut die Mutter nichts. Max sage selber, er fühle sich »besser und größer«. Und erstmals schöpfen Mutter und Vater Hoffnung, dass der Sohn nach der Einschulung in der Klasse zurechtkommen wird.

In seiner Grundschule ist Max freilich nicht der Einzige, dem das Stillsitzen nur aufgrund von Medikamenten gelingt. Überall in Deutschland nehmen Schüler Tabletten gegen die Aufmerksamkeitsdefizit-/Hyperaktivitätsstörung. Doch nirgendwo sind es so viele wie eben in der Gegend, wo Max mit seiner Familie lebt: in Würzburg und Unterfranken. Das haben Statistiker des Instituts für Sozialmedizin, Epidemiologie und Gesundheitssystemforschung in Hannover herausgefunden, als sie Diagnosen und Rezepte aus ganz Deutschland auswerteten.[5] Während bundesweit knapp 12 Prozent der Jungen im Alter von neun bis elf Jahren eine ADHS-Diagnose gestellt bekamen, waren es in Unterfranken knapp 19 Prozent aller Buben. Bei den Mädchen waren es deutschlandweit durchschnittlich etwa 4 Prozent – in Unterfranken knapp 9 Prozent.

Auch im Verschreiben von ADHS-Medikamenten lagen die Kinder- und Jugendpsychiater in Würzburg und Umgebung an der Spitze. Bundesweit nahmen 6,5 Prozent der Jungen eine Psychopille zum Pausenbrot – in Unterfranken waren es mit 13,3 Prozent doppelt so viele. Bei den Mädchen waren es bundesweit 2 Prozent im Vergleich zu 5,5 Prozent in Unterfranken.

Nicht nur die Zahlen aus Würzburg, sondern auch die Daten aus dem Bundesgebiet weisen auf eine inflationäre Verbreitung der Diagnose ADHS. In jeder Klasse findet sich rein statistisch ein ADHS-Kind. Und die Psychopille gehört zur Schule wie das Pausenbrot. Immer mehr Kinder und Jugendliche nehmen Mittel wie Ritalin oder Medikinet, die den Wirkstoff Methylphenidat enthalten. Der Verbrauch dieser Medikamente ist in den vergangenen Jahren regelrecht explodiert.

Von der Unart zur Krankheit

Die Geschichte der heute wohl umstrittensten aller seelischen Kinderkrankheiten lässt sich bis zum Kinderbuch *Struwwelpeter* zurückverfolgen. Der darin beschriebene Zappelphilipp »gaukelt / Und schaukelt / Er trappelt / Und zappelt / Auf dem Stuhle hin und her« – und stürzt dann samt Tischtuch, Terrine und Teller zu Boden. Allerdings war diese Geschichte niemals als Darstellung eines psychisch gestörten Kindes gemeint.[6] Der Verfasser Heinrich Hoffmann war damals ein mäßig verdienender Allgemeinarzt, der im Dezember 1844 nach einem Weihnachtsgeschenk für seinen drei Jahre alten Sohn suchte und nichts Rechtes fand. Da kaufte Hoffmann ein leeres Schreibheft und zeichnete Bilder, zu denen er Reime machte. Daraus entstand das Kinderbuch *Struwwelpeter,* das reißenden Absatz fand. Der Zappelphilipp kam übrigens erst in der zweiten Auflage 1846 hinzu – und sein Erfinder gelangte erst fünf Jahre später zur Psychiatrie, als er in Frankfurt die Leitung einer Anstalt annahm und erfolgreich Karriere machte. Zuvor hatte Hoffmann noch nie eine »Irrenanstalt« besucht.

Als mögliche Erkrankung wurde zappeliges Verhalten von anderen beschrieben. Der Berliner Psychiater Wilhelm Griesinger (1817 bis 1868) attestierte unruhigen Kindern eine nervöse Konstitution, sein Breslauer Rivale Heinrich Neumann (1814 bis 1884) sprach von einer vorschnellen Entwicklung, einer Hypermetamorphose. Besorgte Mütter würden dieses Verhalten aufgeregt nennen, eitle Mütter es als geistreich bezeichnen. Die medizinische Fachzeitschrift *Lancet* veröffentlichte 1902 die Arbeit eines Arztes über Kinder mit »behinderter Willenskraft« und »merklichem Unvermögen, sich zu konzentrieren«.[7]

In der Folgezeit wurde das besondere Temperament dieser Kinder mit einem hirnorganischen Schaden in Verbindung gebracht. Das spiegelt sich in dem Begriff postenzephalitisches Syndrom. Nach Ansicht von Ärzten in den USA litten zappelige und unkonzentrierte Kinder nämlich an den Folgen einer Gehirnentzündung. Dieser Begriff konnte sich allerdings nicht halten, weil nachfolgende Untersuchungen ergaben: Viele der postenzephalitischen Kinder hatten in Wahrheit noch nie eine Enzephalitis gehabt.

In den sechziger Jahren war es dann der US-Psychiater Leon Eisenberg, der das Krankheitsbild, unter neuem Namen, bekannt machte und die Öffentlichkeit davon überzeugte. Eisenberg kümmerte sich um schwierige Schüler und begann damit, ihnen Medikamente zu geben. Anfangs experimentierte er mit Dextroamphetamin, später verschrieb er den Kindern Methylphenidat. Das Ergebnis war, in pharmakologischer Hinsicht, beeindruckend. Die Mittel veränderten das Verhalten. Auch temperamentvolle Kinder wurden gefügig.

Auf einem Seminar der Weltgesundheitsorganisation 1967 setzten Leon Eisenberg und sein Kollege Mike Rutter sich dafür ein, die angebliche Hirnstörung als eigenständige Krankheit in das DSM aufzunehmen. Vielen anderen Ärzten in der Runde ging das zu weit, doch Eisenberg und Rutter ließen nicht locker – und waren am Ende erfolgreich. Im Diagnostischen und Statistischen Manual Psychischer Störungen ist die »hyperkinetische Reaktion des Kindesalters« anno 1968 aufgetaucht. Ihren Platz darin hat sie behalten, und zwar unter dem bis heute gültigen Namen ADHS.

Damit war eine Erkrankung in der Welt, die bis heute äußerst umstritten ist. Wer seinem Kind jeden Tag Psychopharmaka gibt, der stößt selbst bei manchen Verwandten und Freunden auf Unverständnis. Und wer die ADHS-Medikamente kritisiert, dem wird schon mal unterstellt, er halte es mit den Scientologen. Die Sekte verteufelt Psychopharmaka – um zur gleichen Zeit für ihre gefährliche Gehirnwäsche zu werben.

Vor allem aber steckt hinter ADHS ein Krankheitsbild,

das es vielen Menschen recht macht. Die Vorstellung, ADHS habe genetische Ursachen und sei damit angeboren, entlastet die Eltern. An der Erziehung könne es nicht liegen, wenn das eigene Kind nicht funktioniere wie gewünscht. Damit Tobemarie und Zappelphilipp ruhiger würden, sollten sie Medikamente erhalten. Der wissenschaftliche Vater von ADHS, der Psychiater Leon Eisenberg, erklärte sich so die phänomenale Karriere von ADHS. Er sagte: »Wenn die seelische Erkrankung in den Genen ist, dann ist die Erkrankung meiner Kinder nicht meine Schuld.«[8]

Erziehung mit Psychopharmaka

In Deutschland haben pharmazeutische Firmen in den vergangenen Jahren die Öffentlichkeit bearbeitet, um ihre Mittel einem immer größeren Kreis von Kindern verschreiben zu können. Zu einem Presseworkshop lud die Lilly Deutschland GmbH in die ehemalige Kaffeebörse in der Hamburger Speicherstadt und bot über eine Agentur an, die Reise in die schöne Hansestadt zu »organisieren«. Die Mutter eines »ADHS-Kindes«, der Psychiater Michael Schulte-Markwort vom Universitätsklinikum Hamburg-Eppendorf und der Psychologe Manfred Döpfner von der Universität Köln gehörten zum Programm. Ein Mitarbeiter von Lilly Deutschland durfte die Vorzüge von ADHS-Medikamenten preisen (»Besser als ihr Ruf«). Am Abend war ein geselliges »Get-together« vorgesehen.

Die pharmazeutische Firma Medice aus Iserlohn gab

eine Broschüre mit Tipps für Pädagogen heraus. »Der Lehrer sollte sich in seinem Verhältnis zum ADHS-Kind ›liebevoll stur‹ zeigen«; dieses wisse wohl, dass mit ihm »etwas nicht stimmt«; seine »Hyperaktivität ist eigentlich eine sehr sinnvolle Kompensation bei der syndrombedingten Reizoffenheit bei der Reizfilterschwäche«; mit »Zureden ist bei einem ADHS-Kind nichts zu erreichen«.[9] Ob da die Medikamente aus dem Haus Medice weiterhelfen? Auf diesen Punkt geht eine von Medice herausgegebene Broschüre für Eltern ein: »Die Therapie erfolgt in der Regel mit Medikamenten.«[10]

Das Unternehmen Janssen-Cilag aus Neuss schließlich lud zum Diskussionsforum »Kinder zwischen Schicksal und Chance« nach Berlin. Den Ton gab schon das Einladungsschreiben vor. Es sei nun einmal so, dass »eine Therapie mit Methylphenidat den Kindern und Jugendlichen erst ermöglicht, sich gemäß ihrem Alter und ihrer Intelligenz zu entwickeln«. Ohne angemessene Behandlung führe der Weg nicht selten in die Kriminalität. Und auf einer Website stellt die Firma ADHS dar als eine chronische, nicht grundsätzlich heilbare Form von »Verhaltensstörungen«.[11] Das sind nicht die einzigen Beispiele. Wer den jeweils im November stattfindenden DGPPN-Kongress in Berlin besucht, der hat den Eindruck, er könne in der Halle mit den Industrieständen gleichsam durch ADHS-Broschüren waten. Keine Frage, Mitarbeiter pharmazeutischer Firmen und ihre Helfer in der Kinderpsychiatrie haben ganze Arbeit geleistet. Sogar Eltern, Kindergartenerzieherinnen, Lehrer, Freunde und Bekannte fühlen sich heute berufen, die Diagnose ADHS zu stellen.

»Was bei Heinrich Hoffmanns Zappelphilipp als Unart galt, wurde entlang seinem theoretischen Deutungsweg zur Neuropathie, zur Psychopathie, zur Neurasthenie, zum Kinderfehler, zum Hirnschaden, wurde zweierlei Neurosekonzepten unterworfen, als Krankheit, Störung und Behinderung bezeichnet und endet vorläufig bei den Genen und der Neurotransmitter-Chemie«, schreibt der Medizinhistoriker Eduard Seidler.[12]

Besuch in der ADHS-Hochburg

Wie es zu diesem Siegeszug von ADHS kommen konnte, das lässt sich besonders gut in Würzburg erkunden, der schönen Residenzstadt am Main, die auch den Titel einer ADHS-Hochburg trägt. Wer sich hier umtut, kann viel über eine Krankheit erfahren, die Kinder, Eltern, Lehrer, Psychologen und Ärzte auf Jahre beschäftigen wird. Vom Hauptbahnhof aus erblickt man im Norden einen Plattenbau, der neben Weinreben und Gärten in den Hang gebaut wurde. »Nervenkliniken – Klinik, Poliklinik und Institutsambulanz für Kinder- und Jugendpsychiatrie, Psychosomatik und Psychotherapie« steht an der Pforte.

Dieses Institut, das zum Universitätsklinikum Würzburg gehört, genießt Weltruf in der ADHS-Forschung. Bereits in den neunziger Jahren, als es anderswo noch verpönt war, haben die Psychiater hier unruhige Kinder mit Methylphenidat behandelt. Und sie haben Hunderten Schülerinnen und Schülern, die eine ADHS-Diagnose hatten, sowie deren Eltern Blut abgenommen. In den darin enthaltenen Körperzellen fahndeten die Würzburger Pioniere nach genetischen Anlagen der vermeintlichen Hirnstörung.

Die Würzburger gehörten »sicherlich international zu den aktivsten und führenden Zentren im Bereich der ADHS-Forschung«, postulierte der Chef der Würzburger Kinderpsychiatrie, Marcel Romanos, in einem Interview mit der *Mainpost*.[13] Leider würden immer wieder Erziehungsfehler als Ursache genannt, doch »die Ursachen für ADHS sind vor allem genetisch«. Was er im Interview leider nicht verriet, waren seine Kontakte zur pharmazeutischen Industrie. Romanos trat als bezahlter Redner für Janssen-Cilag und Medice auf – für Firmen, die ADHS-Mittel vertreiben.

Die Nähe zur Industrie hat Tradition in der Würzburger Kinderpsychiatrie. Als die Tagesklinik der Klinik und Poliklinik für Psychiatrie und Psychotherapie vor einiger Zeit das fünfundzwanzigjährige Bestehen mit einem Symposium feierte, waren zehn pharmazeutische Firmen dabei – als Sponsoren. Später luden Marcel Romanos (als wissenschaftlicher Leiter) und die Universitätsklinik und Poliklinik für Kinder- und Jugendpsychiatrie (als Organisatoren) zu einer Arzt-Lehrer-Tagung in die Würzburger Festung Marienberg. Die Veranstaltung (»ADHS in Klinik und Schule«) richtete sich an Lehrer, Mitarbeiter von Jugendeinrichtungen und Eltern – als Unterstützer waren Novartis, Medice und Lilly aufgeführt.

Viele Mediziner, die an der Würzburger Kinderpsychiatrie die Ausbildung zum Facharzt absolvierten, haben das hier vorherrschende ADHS-Verständnis verinnerlicht.

Viele haben sich in eigenen Praxen in Unterfranken niedergelassen, und manche fungieren als Meinungsbildner der Industrie. Zug um Zug stellen sie ADHS-Diagnosen und schreiben Methylphenidat-Rezepte – und festigen auf diese Weise Würzburgs Position als ADHS-Hochburg. In der größten Praxis mit etlichen angestellten Ärzten gehört Klaus-Ulrich Oehler zu den Chefs. Er verfasste mit Kollegen der Würzburger Kinderpsychiatrie ein Buch über Psychopharmaka für Kinder und Jugendliche und trat auf dem »ADHS-Gipfel« auf, den Janssen-Cilag in Hamburg veranstaltete.

Aber sogar in Würzburg gibt es Kinderpsychiater, die den Trend zu Psychopharmaka kritisch sehen. Die Praxis von Christoph Schubert liegt direkt am Marktplatz von Würzburg. Das ist auch deshalb eine günstige Lage, weil es in der Nähe ein Schnellrestaurant gibt. Einige der kleinen Patienten werden von ihren Eltern mit einem Hamburger oder einer Portion Pommes belohnt, wenn sie den Termin beim Psychiater hinter sich haben. Offen spricht Christoph Schubert über seine Ausbildung zum Facharzt in der Würzburger Kinderpsychiatrie. »Die Sichtweise auf ADHS war schon sehr biologisch ausgerichtet«, sagt Schubert in seinem Untersuchungszimmer im zweiten Stock. »Man hat ADHS hingegen weniger verstanden als Folge von Erziehung und Umwelt.«

Die Ausrichtung auf die Gene reicht 20 Jahre zurück. Der Würzburger Psychiater Klaus-Peter Lesch verkündete 1996 in einem Aufsatz in *Science*, wie Gene das Verhalten steuern können.[14] Es ging um das im vorigen Kapitel erwähnte Gen für den Serotonintransporter. Lesch war es, der nun zeigte: Menschen mit einem verkürzten Serotonintransporter seien besonders anfällig für Angststörungen. Obwohl der Effekt (mit einer Erhöhung der Ängstlichkeit um 4 Prozent) eher bescheiden ausfiel, wurde die Veröffentlichung in *Science* zu einer sehr häufig zitierten Arbeit – und Klaus-Peter Lesch in der Welt der Genetik bekannt. Denn er hatte mit seinen Kollegen den ersten Hinweis geliefert, dass ein einzelnes Gen das menschliche Verhalten messbar beeinflussen kann.

Beflügelt von der Anerkennung, machte Lesch sich auf die Suche nach weiteren solchen Genen. Mit Andreas Warnke, der die Würzburger Kinderpsychiatrie bis zu seiner Emeritierung 2012 leitete, gründete er einen Forschungsverbund und untersuchte das Erbgut Hunderter Grundschüler und ihrer Familien aus dem Würzburger Raum. Überdies gründeten Lesch und Warnke mit Würzburger Kollegen einen Weltverband für ADHS (»World Federation of ADHD«), der das Ziel verfolgt, die Öffentlichkeit über ADHS zu informieren.

Das allerdings sei keine leichte Aufgabe, sagt Andreas Warnke. Zum Treffen in einem Würzburger Hotel hat der emeritierte Professor einen Laptop mitgebracht, auf dem er einen Vortrag zeigt. Es wird eine Privatvorlesung: Auf dem Bildschirm sind zunächst Filmaufnahmen eines Grundschülers zu sehen, der seinem Nachbarn mit dem Bleistift in die Wange sticht. Dann folgen der Stammbaum einer ADHS-Familie sowie Angaben zur Dichte von Proteinen, die im Gehirn den Botenstoff Dopamin transportieren.

Doch schließlich schildert Warnke Zusammenhänge, die mit der Biologie nichts zu tun haben. Eine Grafik zeigt den Rückgang der Eheschließungen in den vergangenen 20 Jahren. Eine andere zeigt, dass Alleinerziehende 34 Prozent der Erziehungsberatungsfälle ausmachen, obwohl ihr Anteil unter den Familien nur bei 18 Prozent liegt. Andreas Warnke sagt: »Was wir gelernt haben, ist paradox. Je mehr wir von der Genetik wissen, desto stärker müssen wir uns auf das Nicht-Genetische besinnen: auf die psychosozialen und lebensgeschichtlichen Einflüsse.«

Das sind überraschende Aussagen. Ausgerechnet die Ergebnisse der Würzburger ADHS-Pioniere zeigen also inzwischen, dass die Rolle der Gene überschätzt wurde. Sie sind nicht die Einzigen, die ihr Urteil revidiert haben. Auch Leon Eisenberg hat sich vom Krankheitskonzept ADHS distanziert. Er leitete die Psychiatrie am renommierten Massachusetts General Hospital in Boston, wurde zu einem der bekanntesten Nervenärzte der Welt – und erhielt sich bis ins Alter die Fähigkeit, die eigene Position zu überdenken. Von der Öffentlichkeit weitgehend unbemerkt betrachtete er den Einsatz von Psychopharmaka bei Kindern mit wachsender Sorge. »Was niemand von uns kommen sah, das war die Explosion in der Diagnose und der Behandlung von dem, was ADHS wurde«, schrieb er in einem Aufsatz.[15] Auch seien Gene kein Schicksal: »Unglücklicherweise droht der spektakuläre Erfolg der Genomik die Vorstellung wiederzubeleben, Gene seien die Hauptdeterminanten menschlichen Verhaltens«, schrieb er in einem weiteren Aufsatz. Und weiter: »Was an der ›neuen‹ Psychiatrie nicht zu akzeptieren ist, das ist ein naiver genetischer Determinismus, der den sozialen Zusammenhang nicht« berücksichtige.[16]

Eine Pille verschreibt sich schnell

Die Lektüre dieser Aufsätze war Anlass, bei Eisenberg um ein Interview nachzufragen.[17] Niemals hätte er gedacht, erzählte er, dass seine Erfindung einmal derart populär würde. Er sagte: »Die genetische Veranlagung für ADHS wird vollkommen überschätzt. ADHS ist ein Paradebeispiel für eine fabrizierte Erkrankung.«

Statt auf angeblichen biologischen Auslösern herumzureiten, fuhr Eisenberg fort, sollten Kinderpsychiater viel gründlicher die psychosozialen Gründe ermitteln, die zu Verhaltensauffälligkeiten führen können. Gibt es Kämpfe mit den Eltern? Leben Mutter und Vater zusammen? Gibt es Probleme in der Familie? Solche Fragen seien wichtig, aber sie nähmen viel Zeit in Anspruch, sagte Eisenberg und fügte noch hinzu: »Eine Pille verschreibt sich dagegen ganz schnell.«

Tatsächlich haben Forscher eine Reihe von Umweltfaktoren erkannt, die mit ADHS in Verbindung stehen. Anders Hjern vom Centre for Health Equity Studies in Stockholm etwa hat die Daten von mehr als einer Million Kindern im Hinblick auf ADHS und soziale Herkunft ausgewertet. Er stellte fest, dass Kinder deutlich häufiger ADHS-Pillen schlucken, wenn der Bildungsstand der Mutter besonders niedrig ist. Und wenn eine Familie Sozialhilfe erhielt, dann stieg die Wahrscheinlichkeit der Pilleneinnahme der Kinder um 135 Prozent.

Die Vermutung, einige wenige Gene würden ADHS auslösen, entpuppt sich zunehmend als Trugschluss. Eine genetische Vorbelastung trifft, wenn überhaupt, nur auf sehr wenige Familien zu. Für die überwältigende Mehrheit der Bevölkerung spielen genetische Unterschiede eine untergeordnete Rolle, was eine Anfälligkeit für ADHS angeht. Vermutlich sind es 500 bis 1000 Gene, die einen jeweils sehr kleinen Einfluss auf das Temperament und die Konzentrationsfähigkeit des Menschen haben. Und diese Gene sind in der Bevölkerung nach der Glockenkurve verteilt. Das bedeutet: Menschen mit einer extremen Ausstattung (also mit ganz vielen oder mit ganz wenigen dieser Gene) sind sehr selten. Die breite Masse der Bevölkerung unterscheidet sich nur geringfügig. Und diese Gene sind natürlich auch keine Krankheitsgene, sondern sie gehören zur normalen Ausstattung des Menschen.

»ADHS ist ein Extrem einer Persönlichkeitsvariante, das zunächst einmal gar keinen Krankheitswert besitzt«, sagt denn auch Klaus-Peter Lesch vom Lehrstuhl für Molekulare Psychiatrie des Universitätsklinikums Würzburg. Milde Formen dessen, was man heute ADHS nennt, sind Lesch zufolge in einem Fünftel der Bevölkerung vorhanden und haben sich im Laufe der Evolution des Homo sapiens immer wieder als vorteilhaft durchgesetzt. Lesch drückt es so aus: »Der hohe Energiepegel, der Enthusiasmus, sich mit einer Sache auseinanderzusetzen, die große Kreativität, die Fähigkeit zum Querdenken und der Gerechtigkeitssinn – all das sind Ressourcen, die für unsere Gesellschaft wichtig sind.« In falscher Umgebung jedoch können diese Vorzüge als Defizite wahrgenommen – und mit Psychopharmaka behandelt werden.

Neben dem Geburtsdatum, dem Geschlecht und der Entfernung zur nächsten Kinderpsychiatrie (wie in Würzburg) gibt es mithin einen weiteren Risikofaktor – die in der Gesellschaft abnehmende Toleranz gegenüber temperamentvollen, wilden, anstrengenden Kindern. Viele von ihnen werden nur deshalb zu psychiatrischen Patienten, weil der Begriff der Normalität enger gefasst wird als früher.

Der Würzburger Kinderpsychiater Schubert beobachtet diese Verschiebung in seiner Praxis. Die meisten Kinder, die mit Verdacht auf ADHS in seine Sprechstunde kommen, seien einfach nur besonders lebhaft oder verträumt. Bei manchen Kindern habe er das Gefühl, fährt der Kinderarzt fort, die Eltern kämen mit einem »Reparaturauftrag« zu ihm. Nur in Einzelfällen, wenn solch ein Kind einem hohen Leidensdruck (auch durch die Eltern) ausgesetzt sei, verschreibe er Methylphenidat, sagt der Psychiater, der sonst lieber auf homöopathische Mittel setzt.

Mitunter gehe es Eltern darum, die Schulnoten mit dem Methylphenidat zu verbessern, klagt Christoph Schubert. »Sie wollen statt einer Drei eine Zwei haben«, damit die Kinder den Übergang von der Grundschule aufs Gymnasium schafften. In den vergangenen zehn Jahren habe dieser Leistungsdruck spürbar zugenommen. Auch die Einstellung der Schulen habe sich gewandelt, erzählt Schubert. Vor 15 Jahren, als er noch in der Würzburger Kinderpsychiatrie seinen Facharzt machte, hätten Lehrer sich oftmals geweigert, ADHS-Fragebögen zu ihren Schülern auszufüllen. Keiner wollte daran schuld sein, dass ein Schüler Psychopharmaka verschrieben bekommt. Heute dagegen sei die Mehrheit der Lehrer davon überzeugt, dass die Zahl der gestörten, ablenkbaren Kinder deutlich zugenommen habe. Und manche Pädagogen hätten die Scheu vor Medikamenten längst verloren.

»Nur wenige Kinder sind so konzentrationsauffällig, dass ich den Krankheitsgedanken für angebracht halte«, sagt Christoph Schubert. Seiner Erfahrung nach gibt es in Wahrheit zwei Sorten von ADHS. Hier die vielen Scheinpatienten. Da die unstrittigen Fälle, die tatsächlich wie angeboren wirken. Der blonde Max sei ein Beispiel für eine biologisch begründete Erkrankung, sagt Christoph Schubert. Zum Glück seien solche Fälle selten.

Wie verändern ADHS-Mittel das Gehirn?

Der Methylphenidatverbrauch stieg in den vergangenen Jahren exponentiell. Dabei weiß niemand, was das Mittel im Gehirn eigentlich bewirkt, warum es das Verhalten von Kindern so dramatisch verändert. »Der Wirkmechanismus beim Menschen ist nicht vollständig geklärt«, steht in einer Broschüre der Firma Novartis über Methylphenidat. Der Mechanismus, durch den das Mittel »die kognitiven Effekte und Verhaltenseffekte hervorruft, ist nicht eindeutig nachgewiesen«.[18] Das ist eine bemerkenswerte Aussage über einen Wirkstoff, der für einige Menschen zu einem lebenslangen Begleiter werden wird.

Das Absenken der diagnostischen Schwelle von ADHS wird den Methylphenidatverbrauch weiter steigen lassen. In Deutschland und anderen Industrienationen wächst eine Generation von Menschen heran, die bereits Psychopharmaka nahmen, als gerade ihr Erinnerungsvermögen einsetzte. Sie empfinden die tägliche Tablette als so selbstverständlich wie andere das Brötchen zum Frühstück. Der Methylphenidatkonsum nimmt vielen Kindern und Jugendlichen den Appetit, so dass sie im Wachstum und Körpergewicht zurückbleiben können. Zwar ist Methylphenidat in mehr als 200 Studien mit mehr als 6000 ADHS-Patienten dokumentiert worden. Allerdings wurde nur die relativ kurzzeitige Einnahme untersucht, mögliche Langzeitnebenwirkungen kann niemand ausschließen. Kritische Kinder- und Jugendpsychiater aus Deutschland warnen deshalb: »Kliniker und Wissenschaftler in unserem Fachgebiet wären aus unserer Sicht gut beraten, sich die potentiellen Risiken wiederholt zu vergegenwärtigen und unsere Sichtweise bzw. letztlich unsere Unsicherheit auch unseren Patienten bzw. deren Eltern mitzuteilen.«[19] Und niemand kennt die psychologischen Folgen. Die jahrelange Einnahme von ADHS-Medikamenten könnte das sich entwickelnde Gehirn beeinträchtigen – und so dessen Potential unterdrücken.

Zappelphilipp wird erwachsen

Für die Zukunft hat die ADHS-Lobby bereits vorgesorgt. Seit einiger Zeit schon legen manche Psychiater und Mitarbeiter von pharmazeutischen Firmen Wert auf die Feststellung, dass ADHS bei vielen Menschen lebenslang behandelt werden sollte. »Hyperaktivität ist keine Kinderkrankheit«, warnte die DGPPN und beschrieb Symptome, die einen großen Personenkreis ansprechen dürften: Die betroffenen Erwachsenen würden »ihre Zeit nicht einteilen, erledigen alles in letzter Minute und finden keine Zeit für ihre Hobbys oder ihre Familie«. Glücklicherweise habe sich gezeigt, dass »Erwachsene wie auch Kinder gut auf stimulierende Medikamente ansprechen«.[20] Diese Aussage freut Firmen, weil sie das Methylphenidat noch breiter vermarkten können. »Lange Zeit wurde ADHS in der Öffentlichkeit und von der Fachwelt als Kinderkrankheit verstanden. Erst in den letzten Jahren wurde erkannt, dass die Symptome bis ins Erwachsenenalter fortbestehen können«, frohlockt die Autorin eines Patientenratgebers der Medice Pharma.[21] Mitarbeiter des Unternehmens Janssen-Cilag teilen im Internet mit: »ADHS kann für viele eine dauerhafte, oft lebenslange Erkrankung bleiben.«[22] Aus Sicht der Industrie erscheint ADHS als eine perfekte Krankheit. Sie ist nicht so schlimm, dass die betroffenen Menschen daran sterben – so bleiben ihnen viele Jahrzehnte zur täglichen Pilleneinnahme.

Die neuen ADHS-Kriterien im DSM-5 werden etliche Psychiater, Psychotherapeuten und Pharmaleute mit Genugtuung zur Kenntnis nehmen. Traumsuse, Tobemarie und Zappelphilipp sind nun auch dem Klassifikationssystem zufolge endlich erwachsen geworden. Bisher war es so, dass bestimmte Symptome vor dem siebten Lebensjahr erkennbar sein mussten. Nun wurde das Zeitfenster deutlich ausgedehnt. Es reicht künftig, wenn die Symptome vor dem Alter von zwölf Jahren zu sehen sind. Damit entfällt praktisch die Altersbeschränkung. Von sofort an erfüllen weite Kreise der Bevölkerung – Kinder, Jugendliche und Erwachsene – die Kriterien für ADHS. Vergeblich waren die Warnungen in der Petition gegen das DSM-5, wonach die neue ADHS-Definition eine Gefahr berge, und zwar ein »hohes Risiko dafür, die bestehende Medikalisierung und Überdiagnostik dieser Störungskategorie zu verschlimmern.«[23]

Die neuen Seelenleiden der Kinder

Während ADHS den Sprung in die Welt der Erwachsenen geschafft hat, müssen Kinder und Jugendliche sich auf neue seelische Störungen gefasst machen. Die bipolare Störung oder manisch-depressive Erkrankung war noch bis in die neunziger Jahre hinein bei Kindern so gut wie unbekannt; inzwischen gehört sie in den USA zu den häufigsten Diagnosen in der Kinderpsychiatrie. Die Zahl der Arztbesuche wegen dieser Störung hat sich in knapp zehn Jahren um das 40-fache erhöht; viele der Patienten sind gerade erst zwei, drei Jahre alt.

Die Krankheit lanciert zu haben ist das Lebenswerk des Nervenarztes Joseph Biederman vom Massachusetts General Hospital in Boston. Die bipolare Störung betreffe junge Menschen viel häufiger als gedacht, tat Biederman kund – 1 bis 4 Prozent der Kinder seien daran erkrankt. Fortan kümmerte er sich auch als Meinungsbildner um das neue Leiden. Sage und schreibe 1,6 Millionen Dollar erhielt Biederman allein zwischen 2000 und 2007 von pharmazeutischen Firmen. Etliche seiner Arbeitgeber aus der Industrie stellen Neuroleptika her – das sind just jene Medikamente, welche die vermeintlich bipolar gestörten Kinder konsumieren sollen.

Gefährliche Neuroleptika

Rebecca Riley war zweieinhalb Jahre alt, als sie Pillen gegen angebliche psychiatrische Störungen bekam. Anderthalb Jahre später lag das Mädchen aus der Nähe von Boston tot auf dem Boden. Seine Eltern hatten es mit den Psychopharmaka regelrecht vergiftet. Der Tod des Kleinkinds, der weltweit Schlagzeilen machte, ist ein Extremfall, weil die überforderten Eltern die Mittel in viel zu hoher Dosis gaben. Dennoch war er ein Schock und lässt besorgte Mediziner nicht ruhen. Der US-amerikanische Psychiater Daniel Carlat etwa fragt sich, warum die Mittel überhaupt verschrieben wurden. »Wie konnte ein Psychiater nur bei einem Kind, das kaum aus den Windeln war, eine bipolare Störung und ADHS diagnostizieren? Was war die Grundlage dafür, einem so jungen Kind einen Cocktail aus so starken Medikamenten zu verschreiben?«[24]

Neuroleptika wirken psychotischen Symptomen wie Wahnvorstellungen und Halluzinationen entgegen und beruhigen. Sie wurden ursprünglich vor allem zur Behandlung von Schizophrenie eingesetzt, doch seit einiger Zeit werden sie vermehrt Menschen verschrieben, die Diagnosen für psychische Störungen haben, deren Krankheitswert umstritten ist. Der Verbrauch des Arzneistoffs Risperidon etwa ist seit 2001 um mehr als 22 Prozent gestiegen. Einerseits zählen Kinder mit angeblichen Verhaltensstörungen zu den Neuroleptikakonsumenten; zum anderen steigt der Verbrauch unter alten Menschen, insbesondere wenn sie in Altenheimen untergebracht sind.

Der Einsatz von Neuroleptika soll schwierige Kinder gefügig machen und alte Menschen ruhigstellen. Doch ihre Nebenwirkungen sind heftig. Mehr noch, sie scheinen das Gehirn dauerhaft zu verändern – und können auf diese Weise psychische Störungen verschlimmern oder erst auslösen. Der US-amerikanische Autor Robert Whitaker hat beunruhigende Studien dazu in einem Buch zusammengetragen.[25] Wie ernst seine Befürchtungen genommen werden, konnte man auf dem Jahreskongress der Deutschen Gesellschaft für Psychiatrie, Psychotherapie, Psychosomatik und Nervenheilkunde in Berlin sehen. Als Whitaker über die Wirkung von Neuroleptika aufs Gehirn sprach, drängten sich die Zuhörer (die meisten von ihnen Psychiater) bis auf die Gänge und saßen auf dem Boden. Sie sahen Daten, denen zufolge Patienten, die mit Neuroleptika behandelt worden waren, häufiger wegen Rückfällen wieder ins Krankenhaus mussten. Mit anderen Worten: Die Dauermedikation macht es den Menschen offenbar schwerer, wieder gesund zu werden.

Ein ähnliches Bild ergab sich, als Forscher verglichen, wie Menschen mit Schizophrenie in armen und reichen Ländern behandelt werden. In Amerika und sechs anderen Industriestaaten erhielten 61 Prozent von ihnen Neuroleptika. In Indien, Kolumbien und Nigeria waren es nur 16 Prozent. Dennoch – oder gerade deshalb – verlief die Krankheit bei den Patienten aus den armen Ländern deutlich glimpflicher.

Wissenschaftler haben Affen die Mittel Haloperidol und Olanzapine verabreicht, um die Langzeitfolgen abzuschätzen. Die Dosis war vergleichbar mit der Dosis, die Schizophreniepatienten für gewöhnlich erhalten. Im Vergleich zu

Artgenossen, die ein Scheinmedikament bekommen hatten, war das Gehirn der mit Medikamenten behandelten Affen am Ende deutlich verkleinert. Nach 17 bis 27 Monaten waren das Gewicht und das Volumen des Gehirns um 8 bis 11 Prozent geschrumpft. Der Schwund betraf alle wichtigen Areale des Gehirns, aber er war im Stirn- und Scheitellappen besonders ausgeprägt. Viele Nervenzellen erschienen gleichsam verschrumpelt.

Die US-amerikanische Psychiaterin Nancy Andreasen wiederum untersuchte mehr als 200 Schizophreniepatienten im Kernspintomographen und stellte fest, dass deren Gehirn geschrumpft war. Und der Effekt war allem Anschein nach von der Dosis abhängig: Je mehr Neuroleptika sie genommen hatten, desto größer war der Schwund. In einer anderen Studie haben Forscher die Hirnscans von 965 schizophrenen Menschen ausgewertet und ebenfalls festgestellt, dass Neuroleptika Spuren im Gehirn hinterlassen. Die Autoren dieser Übersichtsstudie schreiben: »Patienten, die Medikamente bekamen, hatten häufiger strukturelle Anomalien« in bestimmten Gehirnregionen.[26]

Der offenbar von Medikamenten ausgelöste Verlust von Nervengewebe scheint die Kognition der Betroffenen zu vermindern. Das könnte bedeuten: Die Neuroleptikakonsumenten werden dümmer und ihre Psychosen nicht los. Wäre es da für Menschen mit Schizophrenie in bestimmten Fällen nicht besser, auf die Medikamente zu verzichten?

Was nach Irrlehre klingt, das haben Mediziner vom University of Illinois College of Medicine in Chicago in einer Langzeitstudie untersucht. 15 Jahre nach der schizophrenen Episode waren 46 Prozent der Patienten, die dauerhaft

Medikamente bekommen hatten, ohne Symptome. Bei Patienten, die auf Medikamente verzichtet hatten, lag dieser Wert bei 72 Prozent.

Solche Befunde werden von kritischen Psychiatern mittlerweile sehr ernst genommen. Andreas Heinz, der Leiter der Klinik für Psychiatrie und Psychotherapie der Berliner Charité, saß der Veranstaltung vor, auf der Robert Whitaker sprach. Heinz sagt: »Neuroleptika sind oft in Akutsituationen sehr hilfreich und können Leben retten. Ihre Dosierung ist aber wegen der Nebenwirkungen so niedrig wie möglich anzusetzen und eine psychosoziale Therapie immer notwendig.« Volkmar Aderhold vom Institut für Sozialpsychiatrie der Universität Greifswald glaubt ebenfalls, man könne gar nicht vorsichtig genug sein mit dem Einsatz dieser Psychopharmaka. Er sagt: »40 Prozent der Menschen aus dem Schizophreniespektrum könnten ohne Neuroleptika behandelt werden. Wir geben Neuroleptika viel zu oft, in zu hohen Dosierungen und in wissenschaftlich nicht evidenten Kombinationen.«

Umso besorgniserregender ist deshalb die sich herausschälende Praxis, diese Mittel nicht nur unruhigen Bewohnern von Altenheimen zu verschreiben (dazu später mehr), sondern auch Kindern, die gar keine Psychose haben. Der Verbrauch von Neuroleptika steigt rasant, weil manche Ärzte die Mittel gerne auch Schülern mit ODD (Störung mit oppositionellem Trotzverhalten) verabreichen. Das ist freilich ein Zustand, der mit so alltäglichen Dingen wie Streiten, Ärgern und Verweigern verbunden ist. Die daraus resultierende »explosionsartige Steigerung der Abgabe von Medikamenten, die bei Kindern und Jugendlichen nur mit allergrößter Zurückhaltung gegeben werden sollen und einer strengen Indikationsstellung unterliegen, ist – man kann es drehen und wenden wie man will – ein Skandal«, sagt der Psychiater Asmus Finzen: »Es gibt wohl kaum ein Kind, das nicht einige der recht ungenau beschriebenen Verhaltensweisen im Alter zwischen drei und zwölf Jahren aufweist.«[27]

Den Kindern drohen nicht nur dauerhafte Veränderungen im Gehirn, sondern auch im Rest des Körpers. Der Arzt Christoph Correll vom Zucker Hillside Hospital in Glen Oaks im Bundesstaat New York und seine Kollegen haben untersucht, inwiefern der Körper sich verändert, wenn Menschen im Alter von vier bis 19 Jahren Neuroleptika einnehmen. An ihrer Studie nahmen 272 Schüler aus einem bürgerlichen Viertel New Yorks teil, die zwar eine psychiatrische Diagnose hatten, aber noch nicht mit Neuroleptika behandelt worden waren. Den meisten von ihnen verordneten die Mediziner zwölf Wochen lang ein gängiges Medikament (Aripiprazol, Olanzapin, Quetiapin oder Risperidon), 15 Schüler waren in der Vergleichsgruppe ohne Medikamente.

Das Ergebnis haben die Mediziner im Fachblatt *Jama* vorgestellt.[28] Die Neuroleptika bewirkten, dass die Kinder und Jugendlichen beträchtliche Fettpolster ansetzten – sie wurden dicklich. Die durchschnittliche Zunahme an Körpergewicht hing vom Medikament ab und schwankte von 4,4 Kilogramm (Aripiprazol) bis 8,5 Kilogramm (Olanzapin). Während die Mitglieder in der Kontrollgruppe dünn blieben, legten die meisten Pillenschlucker mehr als 7 Prozent ihres Ausgangsgewichts zu. Die Kinder könnten für den Rest ihres Lebens an den Folgen der Neuroleptika leiden. Denn die von ihnen ausgelöste Gewichtszunahme kann Auswirkungen bis weit ins Erwachsenenalter haben. Dann drohen ihnen Fettsucht, eine erhöhte Sterblichkeit durch Herz- und Gefäßerkrankungen sowie eine Anfälligkeit für Krebsleiden.

Die schweren Nebenwirkungen der Neuroleptika haben zu einem Umdenken geführt. Manche Psychiater spotten bereits: Je weiter ein Kind sich von Biederman und Boston entferne, desto geringer sei sein Risiko, an der bipolaren Störung zu erkranken. Diese Regel hat die Schülerinnen und Schüler in Deutschland bisher recht gut geschützt. Sie bekommen die bipolare Störung bisher nur vergleichsweise selten angehängt. Die Modediagnose hat den Sprung über den Atlantik bisher nicht recht geschafft.

Bei den Erwachsenen ist das typische Merkmal der bipolaren Störung der Wechsel zwischen manischen und depressiven Phasen. Häufig macht sich die Erkrankung mit einer depressiven Phase bemerkbar, man ist in gedrückter Stimmung und ohne Antrieb. In der folgenden manischen Episode ist man aufgekratzt und in übersteigerter, guter Stimmung. Längere Unterhaltungen werden mit fremden Menschen geführt; spontane Einfälle Arbeitskollegen und Vorgesetzten unreflektiert vorgetragen. Neben den Größenideen zählen Ideenflucht, Rededrang, Ablenkbarkeit und vermindertes Schlafbedürfnis zu den Symptomen.

Krank vor Wut

Doch viele der Kinder mit der Diagnose bipolare Störung zeigen gar keine extremen Schwankungen – sind sie vielleicht einfach normal? Diese Vorstellung erschien den Medizinern dann doch zu kühn. Nein, sie dachten sich ein neues psychiatrisches Krankheitsbild aus, das auf die Kinder passen könnte. Die treibende Kraft dahinter war die Psychiaterin Ellen Leibenluft. Sie arbeitet beim US-amerikanischen National Institute of Mental Health in Bethesda (Maryland) und hat als Mitglied der DSM-Arbeitsgruppe »Störungen in Kindheit und Jugend« am DSM-5 mitgearbeitet. Auf einem Treffen der Gruppe 2008 hielt Leibenluft einen Vortrag über übellaunige Kinder, die leicht reizbar seien und zu Wutausbrüchen neigten. Anders als Kinder mit bipolarer Störung hätten die kleinen Wüteriche allerdings nicht so heftige Stimmungsschwankungen. Ellen Leibenluft, die übrigens selbst zwei (normale) Söhne hat, schlug die Definition einer neuen Krankheit vor, die vor dem zehnten Geburtstag zu diagnostizieren sei: »Severe Mood Dysregulation«, die schwere Launenfehlregulation.[29]

In der Arbeitsgruppe kamen sofort Fragen auf. Rechtfertigten die beschriebenen Verhaltensweisen wirklich eine neue Krankheit? War es nicht eher eine Spielart der bereits bestehenden »Störung mit oppositionellem Trotzverhalten« (»Oppositional Defiant Disorder«, ODD)? Oder handelt es sich nur um Ausprägungen der normalen Trotzphase?

Zwei Jahre lang debattierten die Mitglieder der DSM-

Arbeitsgruppe. Für Leibenluft stand viel auf dem Spiel, schließlich hatte sie das Krankheitsbild erfunden und als Erste in Fachaufsätzen beschrieben. Dennoch habe sie sich bei dem Streit zurückgehalten, beteuert sie. »Ich war keine Befürworterin und keine Gegnerin. Ich habe mich eher als wissenschaftliche Beraterin verstanden.« Nach vielen Abstimmungen schließlich durfte Leibenluft sich freuen. Die Gruppe einigte sich darauf, den betreffenden Kindern eine neues Krankheitsbild im DSM-5 zu geben. Der Name sollte lauten: Temperament-Fehlregulationsstörung (»Temper Dysregulation Disorder«, TDD).

Als der neue Begriff bekannt wurde, gab es sofort Protest von Eltern schwieriger Kinder. Der Krankheitsname gefiel ihnen nicht – viel zu harmlos! Der klinge ja so, als ob die Kinder bloß aufbrausend wären – wo sie doch ein schweres Defizit im Gehirn hätten! Daraufhin gingen die Mitglieder des DSM-Komitees noch einmal in sich und erfanden einen Begriff, der es allen recht machte. Er klang nicht nur mehr nach Medizin, sondern man konnte ihn auch gut abkürzen: die disruptive Launenfehlregulationsstörung, »Disruptive Mood Dysregulation Disorder«, kurz: DMDD.

DMDD könnte das nächste ADHS werden. Erfinderin Ellen Leibenluft zufolge ist die neue Störung gar nicht so selten. Immerhin 3,3 Prozent aller Kinder haben demnach heute die Krankheit – und die Forschung steht noch am Anfang.[30] Die zuständigen Mitglieder der American Psychiatric Association gehen davon aus, dass die neue Kinderkrankheit Wellen schlagen wird: »Das Definieren der Störung als ein eigenes Krankheitsbild wird wahrscheinlich eine erhebliche Auswirkung auf die klinische Praxis und damit auf die Behandlung haben.«[31]

DMDD, ODD und ADHS – jedem Kind seine diagnostische Heimat

Selbst das artigste Kind kann manchmal anstrengend sein. Dann ist es gut beraten, Momente von Wut, Aufmüpfigkeit, Sturheit, Zorn, Aktivität, Redseligkeit nicht zu übertreiben. Widerworte sollte es nur mit Bedacht wählen und sich gut überlegen, ob es den eigenen Kopf unbedingt durchsetzen will. Sonst könnte es nämlich DMDD, ADHS oder ODD bekommen oder vielleicht alles zusammen, zumal die Krankheitsbilder sich zum Teil überlappen. Das Verschwinden der normalen Kindheit schreitet auch deshalb voran, weil es in Deutschland nur noch so wenige Kinder gibt. Viele erwachsene Menschen haben keine Anschauung davon, wie Kinder denken, was sie bewegt und wie sie sich bewegen. Verhaltensweisen von Kindern, die eigentlich völlig normal sind, wirken in einer Gesellschaft, die den Umgang mit ihnen kaum mehr gewöhnt ist, komisch und schließlich pathologisch.

Es dauert nicht mehr lange, und Jordan Smollers satirische Abhandlung – »Die Ätiologie und Behandlung von Kindheit« – wird von der Wirklichkeit eingeholt. Ein junger Mensch zu sein – das erscheint schon verrückt: Im Alter von fünf bis sechs Jahren erhalten von den Mädchen ungefähr 20 Prozent eine Sprach-, Ergo- oder sonstige Therapie und von den Jungen ungefähr 30 Prozent. Wer eine Schule besucht, der mag sich vorkommen wie in einer Tagesklinik für junge psychiatrische Patienten. Wenn der Mathematikdidaktiker Wolfram Meyerhöfer in einer Grundschule Praktika betreut, dann erlebt er bei jedem zweiten Besuch dieselbe Szene: »Der betreuende Lehrer begrüßt mich und weist dann auf verschiedene Schüler der Klasse. ›Die beiden dort haben Rechenschwäche, die dort hat LRS, die beiden dort haben ADHS, und der dort ist lernbehindert.‹ Was zwischen den Zeilen als eigentliche Botschaft des Lehrers bei mir ankommt, ist: ›Diese Schüler sind krank, ich als Lehrer kann nichts dafür, wenn sie etwas nicht können.‹«[32] Dafür würden sie schließlich von der Medizin therapiert.

Und genau das löst nicht das Problem. Denn die meisten Entwicklungsverzögerungen von Schülern gehen nicht auf eine hirnorganische Störung zurück, sondern auf eine »Anregungsarmut«, wie es der Berliner Kinderarzt Ulrich Fegeler ausdrückt. Die Kinder stammen oftmals aus sozial schwierigen Familien, in denen sie nicht ausreichend gefördert werden. Wenn engagierte Lehrer die Eltern auf mögliche Defizite in der Familienstruktur hinweisen und Vorschläge machen, dann wird ihnen das selten gedankt. Da bleibt häufig nur der Ausweg in die Medizin: Statt den Eltern und Kindern zu helfen, dichtet man den Kindern eine psychische Krankheit an.

KAPITEL 7   **Manisch pubertär**

Man könnte es für eine Phase halten, in der es normal ist, nicht mehr ganz normal zu sein. Der betroffene Mensch überrascht seine Umgebung durch jähe Stimmungsumschwünge – eben noch himmelhoch jauchzend, dann zu Tode betrübt. Die Eltern, die sich viele Jahre der uneingeschränkten Liebe des heranwachsenden Kindes sicher sein konnten, dürfen sich nur noch als absolute Ausnahme durch eine zärtliche Geste als Mutter oder Vater zu erkennen geben.

Die Pubertät, von der hier die Rede ist, breitet sich aus. Seit mehr als 150 Jahren reifen Mädchen immer schneller heran, wie medizinische Aufzeichnungen belegen. Das Durchschnittsalter, in dem die Regelblutung einsetzt, lag in der westlichen Welt einst bei 16 Jahren; mittlerweile ist es auf ungefähr elf bis zwölf Jahre gesunken. Aber auch Jungen werden immer früher körperlich erwachsen. Seit der Mitte des 18. Jahrhunderts ist das Alter, in dem sie geschlechtsreif werden, jedes Jahrzehnt um ungefähr zweieinhalb Monate gefallen. Das hat Joshua Goldstein vom Max-Planck-Institut für Demografische Forschung in Rostock herausgefunden, indem er Sterblichkeitsdaten auswertete. Wenn Jungen in die Pubertät kommen, dann steigt ihre Wahrscheinlichkeit zu sterben sprunghaft an. In absoluten Zahlen sind tödliche Unfälle glücklicherweise selten, aber dennoch kann man das »Accident Hump« genannte Phänomen in fast allen Gesellschaften beobachten. Es ist am stärksten ausgeprägt, wenn Jungen in die Phase der späten Pubertät kommen, wo sie den Stimmbruch und die Zeugungsfähigkeit erreichen. »Ein heute Achtzehnjähriger ist körperlich so weit entwickelt wie ein Zweiundzwanzigjähriger um 1800«, sagt Joshua Goldstein.[1]

Dass Jungen und Mädchen in den Industriestaaten immer früher in die Pubertät kommen, hat biologische Gründe. Sie können sich ausreichend ernähren und werden nicht so sehr durch Krankheiten bedroht wie frühere Generationen. Das wirkt sich günstig aufs Tempo der körperlichen Entwicklung aus und ist im Übrigen auch der Grund dafür, dass die Menschen von Generation zu Generation immer größer werden. Und noch eines ist neu: Die biologischen und sozialen Lebensphasen driften immer stärker auseinander. »Während Jugendliche immer früher biologisch erwachsen werden, erreichen sie den sozialen Status des Erwachsenwerdens immer später«, sagt der Demograf Goldstein. In den vergangenen 50 Jahren ist das Alter, in dem junge Menschen heiraten, eine Familie gründen und Kinder kriegen, stetig gestiegen. Auch einen Beruf ergreifen junge Menschen immer später im Leben, wodurch sie viel länger als früher von ihren Eltern finanziell abhängig sind.

Doch dieses Leben bekommt ihnen scheinbar nicht gut. Unter heranwachsenden Menschen scheinen seelische Störungen epidemische Ausmaße angenommen zu haben. In einer Erhebung per Fragebogen in Deutschland fanden sich bei 24,9 Prozent der Jungen und 22,2 Prozent der Mädchen zwischen 14 und 17 Jahren »psychische Auffälligkeiten«. In Bremen wollen Psychologen herausgefunden haben, dass jeder fünfte Jugendliche an einer Angststörung leide. Anderen Erhebungen zufolge erfüllen 50 oder 80 Prozent der untersuchten jungen Menschen die Kriterien für eine psychische Störung.

Die hohen Zahlen nähren den Verdacht, mit dem Gehirn heranwachsender Menschen stimme etwas nicht. Das »frühreife« Einsetzen der Pubertät gilt als pathologisches Ereignis, das sich im Gehirn negativ niederschlägt.[2] Der präfrontale Cortex sei in seiner Entwicklung zurückgeblieben, Jugendliche seien schlichtweg nicht in der Lage, Risiken richtig einzuschätzen, und würden sich aus diesem Grund für unbesiegbar halten. Hinzu kämen die Hormone, die das Gehirn des Heranwachsenden fluteten – und seinen Verstand vernebelten.

Explosive Veränderungen im Gehirn

Doch das sind Mythen, die nicht zu dem Bild passen, das Neurowissenschaftler inzwischen gewonnen haben: Junge Menschen stehen nicht länger im Generalverdacht, seelisch labil zu sein. Vielmehr verfügen sie über ein Gehirn mit beneidenswerten Eigenschaften, die ihnen helfen, zu einem erwachsenen Menschen heranzureifen. Die Lebensphase, in denen Kinder zu Erwachsenen werden, nennen Wissenschaftler die Adoleszenz. Diese beginnt mit der Pubertät, den physiologischen Veränderungen des Körpers, die zur sexuellen Reifung führen. Damit umfasst die Adoleszenz »nicht nur die physische Reifung, sondern vor allem auch die seelische und psychische Entwicklung zum selbstständigen, verantwortungsbewussten Erwachsenen.«[3] In dieser Zeit lernen junge Menschen, wie sie einen Freundeskreis aufbauen und intime Beziehungen entwickeln, wie sie die Geschlechtsrolle und den sich verändernden Körper annehmen, wie sie eine eigene Sicht auf die Welt entwerfen, sich von den Eltern ablösen und eigene Perspektiven entwickeln. Die Adoleszenz umfasst die Altersphase vom zwölften bis zum vierundzwanzigsten Lebensjahr – und so lange kann auch die Reifung des Gehirns dauern.

Dabei hatten Neurobiologen früher vermutet, das Gehirn würde sich nach dem sechsten Lebensjahr nicht mehr groß verändern und wäre spätestens im Alter von zwölf Jahren fertig entwickelt. Tatsächlich erreicht das Gehirn bereits 90 Prozent seiner endgültigen Größe im Alter von sechs Jahren. Das mag überraschen, wenn man daran denkt, dass einem Grundschulkind der Hut eines Erwachsenen nicht passt. Der Kopfumfang des Kindes wird noch größer. Allerdings liegt das am Schädel, der beim Heranwachsen noch dicker wird. Das Gehirn selbst wächst nur noch unerheblich. Doch obwohl es bis zum zwanzigsten Geburtstag seine Masse kaum mehr verändern wird, ist es alles andere als fertig ausgeprägt. Vielmehr ist in verschiedenen Arealen des Gehirns eine Menge los, das Denkorgan entwickelt sich. Die »Struktur des Gehirns macht explosive Veränderungen durch«, konstatiert der Wissenschaftler Jay Giedd vom National Institute of Mental Health im US-Bundesstaat Maryland.[4]

In den vergangenen Jahren hat Jay Giedd Kernspinaufnahmen des Gehirns von 3000 jungen Menschen angefertigt. Auf diese Weise machte er erstaunliche Umbauarbeiten sichtbar: Das Gehirn des Jünglings ist eine dynamische Struktur, die sich viele Jahre lang immer wieder neu gliedert. Zum einen reift die graue Substanz heran, die sich aus Zellen der Hirnrinde (Cortex) zusammensetzt, und diese Reifung vollzieht sich im Gehirn von hinten nach vorne. Aus diesem Grund reifen zunächst jene Areale heran, die für Sensorik und Motorik eine Rolle spielen. Der präfrontale Cortex, der für die hohe Form des Denkens wie die Kontrolle des Handelns und das Abschätzen von Risiken wichtig ist, reift erst später heran. Diese Reifung ist interessanterweise mit einer Abnahme der grauen Substanz verbunden: In den ersten Lebensjahren entsteht im Gehirn eine riesige Zahl von Verbindungen zwischen Nervenzellen (Synapsen). Dieser Überschuss wird dann in der Adoleszenz gleichsam zurechtgestutzt. Verbindungen zwischen Zellen, die wenig benutzt werden, verkümmern. Wichtige Verbindungen dagegen werden gestärkt. »Dies geschieht nach erfahrungsabhängigen Prozessen, das heißt, nur die Synapsen bleiben erhalten, die häufig ›verwendet‹ werden.«[5] Zum anderen wird das Volumen der weißen Substanz von der Kindheit bis ins frühe Erwachsenenalter größer. Die weiße Substanz ist ein fettreiches Material, das die langen Fortsätze der Nervenzellen isoliert. Diese können dann hundertmal schneller Signale weiterleiten.

Unwucht im Gehirn?

Diese Umbauarbeiten im Gehirn, die bis zum Alter von Mitte 20 andauern können, erhöhen vor allem die Kognition. Der heranwachsende Mensch lernt, das Denken und Handeln zu kontrollieren, wenn dies angebracht erscheint. Dadurch wird es ihm möglich, sich an unterschiedliche Situationen anzupassen, sich in andere Menschen einzufühlen und deren Gedankenwelt zu verstehen.

Auf dem Weg dorthin sei das Gehirn eines heranwachsenden Menschen nicht immer in der Balance, sagen einige Neurowissenschaftler. Sie weisen darauf hin, dass sich verschiedene Areale des Gehirns in einem unterschiedlichen Tempo entwickeln. Hier das bereits ausgeprägte limbische System und das Belohnungssystem, die für das Steuern der Emotionen zuständig sind. Dort der in seiner Reifung gleichsam hinterherhinkende präfrontale Cortex, der eigentlich dafür zuständig wäre, Emotionen sachlich zu bewerten und zu kontrollieren. In der Folge komme es im Gehirn zu einer Unwucht, sagen Wissenschaftler wie die US-Amerikanerin BJ Casey. Wenn etwa ein junger Mensch in einer sehr emotionalen Stimmung eine Entscheidung treffe, von der er eigentlich wissen könnte, wie falsch sie ist, dann fehle der vernunftbetonte Einfluss des Cortex.

Diese »Ungleichgewichtshypothese« erwähnen Psychiater gerne, wenn sie erklären wollen, warum sich Jugendliche aus ihrer Sicht so unvernünftig verhalten und warum die Zahl der psychiatrischen Diagnosen unter heranwachsenden Menschen so hoch liegt. Wenn Teenager jäh die Stimmung wechselten und hohe Risiken eingingen, sei dies Ausdruck eines Defizits der Gehirnstruktur. Als Mittel dagegen erhalten mehr junge Menschen als jemals zuvor Psychopharmaka, die in die Hirnchemie eingreifen.

Doch die Vermutung, Menschen in der Adoleszenz seien nicht mehr ganz normal, lässt sich nicht bestätigen. Viele wachsen heran, ohne in eine Identitätskrise zu kommen. Sie rebellieren maßvoll gegen die Eltern, können Autoritäten anerkennen, halten sich bei Drogen zurück – und werden dennoch zu erwachsenen Menschen, die glücklich und zufrieden sind.

Auch die »Ungleichgewichtshypothese« bedarf einer neuen Bewertung. Die Reifung des Gehirns erscheint weniger als eine Panne der Biologie, sondern – im Gegenteil – als ein Mechanismus, der in der Evolution genau so entstanden ist, weil er mit vielen Vorteilen verbunden ist. Die Begründer der Ungleichgewichtshypothese weisen selbst auf diese Möglichkeit hin.[6]

In der Adoleszenz sollen Menschen sich so weit entwickeln, dass sie unabhängig leben können. Aus diesem Grund sind Jugendliche viel stärker als Erwachsene darauf aus, neue Erfahrungen und aufregende Sinneseindrücke zu sammeln. Ganz gleich, ob es der Sprung vom Zehnmeterturm ist, das Rasen auf der Autobahn, der Besuch beim Rockkonzert – an die ersten Male können wir uns ein ganzes Leben lang erinnern. Doch während Erwachsene irgendwann ruhiger werden, kennt die Sucht nach dem Neuen bei heranwachsenden Menschen scheinbar keine Grenzen.

Mit der Lust auf außergewöhnliche Gefühle steigt bei Jugendlichen die Bereitschaft, Risiken einzugehen. Das lässt sich leider an den Statistiken ablesen. Die meisten Todesfälle bei Menschen zwischen 15 und 20 Jahren gehen auf Verletzungen und Unfälle zurück. Immer wieder rasen halbwüchsige Autofahrer in den Tod, wenn sie auf dem Weg zur oder von der Diskothek sind. Viele steigen ins Auto, obwohl sie Alkohol getrunken haben, und schnallen sich nicht an.

Aus Sicht der Evolution haben Risikobereitschaft und Neugierde aber einen Nutzen. Sie helfen dem Jugendlichen, sich aus der Komfortzone seiner Familie zu lösen, andere Menschen und Kulturen kennenzulernen. Nur so ist er imstande, einen eigenen Freundeskreis aufzubauen, einen Partner zu suchen und sein Leben zu leben. Und gerade der scheinbar unfertige Cortex, der nicht immer gleich Einhalt gebietet, verleiht jungen Menschen ihre phänomenale Auffassungsgabe und ihre beneidenswerte Lernfähigkeit. Es sind Eigenschaften, die »optimal für die sozialen Entwicklungsaufgaben in dieser Lebensphase« sind, urteilen Neurowissenschaftler im *Deutschen Ärzteblatt*.[7] All das heiße auch, dass das Gehirn des Erwachsenen für sich nicht »das optimale funktionelle System darstellt und dass die Adoleszenz nicht als defizitärer Zustand betrachtet werden kann«.

Viele Behauptungen über das heranwachsende Gehirn haben sich als Trugschluss erwiesen. Es ist nicht »unfertig« oder in seiner Reifung »verzögert«, sondern es durchläuft eine natürliche Entwicklung. Auch wird es nicht von überschießenden Hormonen regiert. Diese haben nur eine Nebenrolle in den erwähnten, durchaus normalen Umstrukturierungen des Denkorgans. Und es ist ein Vorurteil zu sagen, Teenager würden nicht nachdenken. Sie erkennen Gefahren so gut wie erwachsene Menschen, allerdings schätzen sie die Belohnung im Vergleich zum Risiko anders ein und trauen sich deshalb mehr.

Der US-Psychologe Laurence Steinberg entdeckte das, als er Teenager ein Videospiel spielen ließ. Die Versuchsperson saß jeweils in einem Raum vor einem Bildschirm und sollte möglichst zügig durch eine virtuelle Stadt fahren, die Strecke war allerdings voller Ampeln. Wer gerade noch fährt, ehe sie auf Rot schaltet, der spart Zeit und wird im Spiel belohnt. Er sollte aber nicht zu sehr auf Risiko gehen und darauf achten, sich nicht zu verschätzen. Wer nämlich über eine bereits auf Rot stehende Ampel fährt, dem werden Zeitpunkte abgezogen.

Folgendes Muster beobachtete Steinberg bei diesen Spielen: Wenn ein Teenager das Spiel alleine spielte, dann ging er beim Fahren ungefähr so wenig Risiken ein wie ein Erwachsener. Das Verhalten änderte sich jedoch, sobald ein Freund des Spielers mit im Raum saß und die virtuelle Autofahrt mitverfolgte. Auf einmal ging der jugendliche Spieler viel mehr Risiken ein und fuhr in Situationen über Ampeln, in denen er, als er noch alleine spielte, angehalten hatte. Im Gegensatz dazu war es einem Erwachsenen egal, ob er alleine spielte oder ob er dabei von einem Freund beobachtet wurde. Sein Fahrverhalten wurde dadurch nicht beeinflusst. Das könnte bedeuten: Mitnichten ist es beschränktes Denkvermögen, das bei Jugendlichen die Risikobereitschaft erhöht. Vielmehr ist ihnen wichtig, was ihre Freunde über sie denken. Noch sind sie stärker auf Anerkennung angewiesen als ältere Menschen.

Eltern können erleichtert sein. Ihre Teenager sind nicht verrückt und durchaus empfänglich für das, was Mutter und Vater ihnen vermitteln wollen. Auch wenn sie es nicht immer zeigen, wissen sie es doch zu schätzen und kommen später im Leben besser zurecht, wenn die Eltern immer wieder Rat anbieten und da, wo es nötig ist, Grenzen setzen. Es erscheint wenig aussichtsreich, das Risikoverhalten der Jugend völlig unterbinden zu wollen. Vielmehr sollte man versuchen, einen gewissen Freiraum zu gestatten, wo Jugendliche ihre Erfahrungen machen können, ohne von den Eltern abgekoppelt zu sein. Jugendliche sind darauf gepolt, ihre Zeit mit Gleichaltrigen zu verbringen und voneinander zu lernen. Eltern sollten das nicht beleidigt als Zurückweisung auffassen, sondern den Kindern zugestehen, was sie einst selbst meistern mussten: sich von den Eltern ablösen und unabhängig werden. Manche Psychiater und Psychologen malen von der Pubertät und der Adoleszenz ein zu düsteres Bild. Mehr als 90 Prozent der Jugendlichen kommen gut mit ihren Eltern aus, und mehr als drei Viertel von ihnen sind mit ihrem Leben rundum zufrieden.[8]

Krank ohne Symptome

Gleichwohl müssen gerade heranwachsende Menschen darauf achten, nicht ins Netz der Diagnose zu gehen. Sie zeigen häufig alterstypische Verhaltensweisen, die manchen Therapeuten jedoch suspekt erscheinen. Wer glaubt, die anderen Leute auf der Straße oder in der U-Bahn würden einen anschauen, der kann schon verdächtig sein. Wer schon mal Stimmen hört oder Geister sieht, der erfüllt womöglich die Kriterien des »abgeschwächten Psychosesyndroms« (APS, nach der englischen Bezeichnung »Attenuated Psychosis Syndrome«). 5 Prozent der Bevölkerung sollen an APS erkrankt sein; Menschen in der Pubertät und im frühen Erwachsenenalter gelten als besonders bedroht. Das Kriterium erfüllt, wer Wahnvorstellungen oder Halluzinationen hat oder durcheinanderredet, und das mindestens einmal in der Woche in einem Zeitraum von einem Monat.

Erfunden wurde APS aus der Überlegung heraus, es handele sich dabei womöglich um die Vorstufe einer richtigen Psychose, wie sie bei der Schizophrenie vorkommt. An dieser ernsten Erkrankung leidet ungefähr 1 Prozent der Bevölkerung. Die Betroffenen nehmen Dinge verzerrt wahr (Halluzinationen), sie reden verzerrt, oder sie haben falsche Überzeugungen (Wahnphänomene), die auf einer Fehldeutung der Realität beruhen. Am häufigsten ist der Verfolgungswahn: Der betroffene Mensch glaubt, er werde verfolgt, ausspioniert, betrogen, gequält oder lächerlich gemacht. Beim Beziehungswahn ist der Betroffene davon überzeugt, dass Kommentare, Texte aus Büchern oder Zeitungen und andere Texte aus der Umgebung auf ihn gemünzt sind.

Weil richtige Psychosen nur schwer zu therapieren sind, würden Psychiater sie schon gerne behandeln, wenn sie noch nicht ausgebrochen sind. Durch eine Früherkennung, so die Hoffnung, könne man ihren Verlauf günstig beeinflussen und verhindern, dass die betroffenen Menschen die Schule abbrechen, den Arbeitsplatz verlieren und ihr soziales Leben einbüßen. Je länger eine Psychose unbehandelt bleibt, desto gravierender sind ihre Folgen.

Seit langem suchen Psychiater deshalb nach Kriterien, Menschen erkennen zu können, die ein besonders hohes Risiko für eine Schizophrenie haben. Wenn die Krankheit ausbricht, dann lässt sich in vielen Fällen tatsächlich rekonstruieren, dass es in den Jahren zuvor schon Anzeichen von schizophrenem Verhalten gegebenen hatte. Für den vermuteten Zustand vor einer Schizophrenie gab es schon viele Etiketten. Die Begriffe dafür lauten ARMS (nach dem englischen Begriff »At Risk Mental States«), BLIPS (nach »Brief Limited Intermittent Psychotic Symptoms«), EIPS (nach »Early Initial Prodromal States«), LIPS (nach »Late Initial Prodromal States«), UHR (nach »Ultra High Risk Individuals«) und HR (nach »High-Risk State for Psychosis«). Zuletzt war der Begriff »Psychosis Risk Syndrome« ausgesucht worden, um der vermeintlichen Störung einen Namen zu geben. Die Symptome liegen unterhalb der diagnostischen Schwelle der Schizophrenie. Mit anderen Worten: Die betroffenen Menschen sind gesund, aber sie könnten angeblich eine Psychose entwickeln.

Der Punkt ist nur: Die allermeisten Menschen, bei denen man ARMS, BLIPS, LIPS, EIPS, UHR oder HR diagnostiziert, werden niemals in ihrem Leben schizophren. Selbst viele Jahre nach dem Zeitpunkt der Diagnose werden nicht einmal 40 Prozent dieser »Patienten« an einer Schizophrenie oder einer anderen psychotischen Störung erkranken.[9]

Doch anstatt das vermutete psychiatrische Krankheitsbild fallenzulassen, haben es findige Psychiater einfach umgetauft. Aus dem Psychoserisikosyndrom ist auf diese Weise das abgeschwächte Psychosesyndrom geworden, also APS. Entsprechend hat sich die Definition geändert. APS steht heute nicht mehr für eine erhöhte Wahrscheinlichkeit, eine Schizophrenie zu bekommen. Es ist eine komische Störung. Ihre Symptome liegen zwar unterhalb der diagnostischen Schwelle einer Psychose, dennoch sollen sie einen Krankheitswert haben.

Damit bergen die APS-Kriterien die Gefahr, normale Heranwachsende in psychiatrische Patienten zu verwandeln. Mehr als 60 Prozent der diagnostizierten Menschen werden ja ohnehin niemals eine Schizophrenie entwickeln. Und von den Kindern, die unter auffälligen wahnhaften Anwandlungen zu leiden scheinen, sind nach wenigen Monaten viele wieder völlig unauffällig. Und selbst wo die Diagnose APS berechtigt erscheint, verschwinden Studien zufolge in 15 bis 54 Prozent der Fälle die Symptome wieder von allein.

Gerade Kinder und Jugendliche laufen Gefahr, eine Fehldiagnose zu bekommen. Sie stecken mitten in der Entwicklung und müssen aufpassen, die Fragen des Psychiaters nicht falsch zu beantworten. Denn die schwammigen APS-Kriterien betreffen ausgerechnet ein ganzes Spektrum von Verhaltensweisen, die in der Bevölkerung erstaunlich weit verbreitet sind. Psychotische Episoden gehören zur Natur des Menschen und sind nicht an und für sich anomal. Epidemiologischen Studien zufolge sind psychotische Erlebnisse, zumal bei jüngeren Menschen, für gewöhnlich vorübergehend und eher eine Spielart der normalen Entwicklung.[10]

Eine Fehldiagnose könnte das Leben eines betroffenen Menschen zerstören. Hinter APS lauert das Schreckgespenst Schizophrenie – und die hat von allen seelischen Leiden den schlechtesten Ruf. »Wer öffentlich zugibt, dass er an einer schizophrenen Psychose leidet oder gelitten hat, läuft in manchen deutschen Bundesländern auch heute noch Gefahr, seinen Führerschein zu verlieren, wenn das der Polizei oder bestimmten Behörden bekannt wird. Wer schizophren ist, wird im öffentlichen Dienst nicht eingestellt und schon gar nicht verbeamtet. Wer schizophren ist, erhält keine Approbation als Arzt. Alles dies nicht etwa, weil er Symptome zeigt, die seine Eignung infrage stellen, ein Auto zu fahren oder eine bestimmte Stellung im öffentlichen Dienst auszuüben, sondern allein wegen des Wortes, wegen der Diagnose, des Etiketts ›Schizophrenie‹«, schreibt der Psychiater Asmus Finzen.[11]

Und selbst wenn ein junger APS-Patient zu jener Minderheit gehört, die tatsächlich ein erhöhtes Risiko für Schizophrenie hat, hilft ihm die Diagnose nicht weiter. Einerseits macht sich die psychotische Störung erst viele Jahre später im Leben bemerkbar. Der betroffene Mensch würde seine besten Jahre im Bewusstsein der drohenden Schizophrenie verleben und womöglich darauf verzichten, einen bestimmten Beruf zu ergreifen und eine Familie zu gründen. Zum anderen gibt es keine wirksame Therapie gegen APS. Selbst wer früh und sozusagen auf gut Glück Medikamente nimmt, kann einen möglichen Ausbruch einer Schizophrenie nicht nach hinten verschieben. Mediziner haben Menschen mit APS-Diagnose mit antipsychotischen Arzneimitteln behandelt und keinen nachhaltigen

Effekt erzielen können. Und in diesen Versuchen haben sie übrigens die vielen APS-Scheinpatienten (jene 60 Prozent, die niemals eine Schizophrenie bekommen hätten) gleich mitbehandelt – und den starken Nebenwirkungen der Medikamente ausgesetzt.

Auf diese Weise behandelten die Mediziner manchen APS-Scheinpatienten womöglich sogar erst jene Symptome an, denen sie vorbeugen wollten. Wie wir gesehen haben, stehen Neuroleptika im Verdacht, das Volumen des Gehirns zu verkleinern. Und ein verkleinertes Gehirn wiederum gilt als Merkmal der Schizophrenie. Das könnte bedeuten: Wenn Menschen mit der Diagnose APS Neuroleptika nehmen, dann haben sie davon mehr Schaden als Nutzen. Sie versetzen ihr Gehirn in jenen Zustand, den sie eigentlich verhüten wollten.

Es gibt noch weitere Gründe dafür, die Diagnose APS skeptisch zu betrachten. Die vielen Millionen APS-Patienten – 5 Prozent der Menschheit sollen es ja haben – gibt es offenbar gar nicht. Das ist herausgekommen, als Gesundheitsforscher sich im US-Bundesstaat Rhode Island auf die Suche nach dem seltsamen Phänomen gemacht haben. Sie untersuchten 1257 Menschen, die von sich aus um eine psychiatrische Behandlung gebeten hatten, und wollten wissen, inwiefern die Diagnose APS auf diese Menschen passte. Einige von ihnen hatten eine richtige psychotische Erkrankung und kamen deshalb für APS nicht in Frage. Auch von den übrigen befragten Menschen gaben 28 Prozent mindestens eine psychotische Erfahrung in den vergangenen zwei Wochen an. Doch von dieser Gruppe erfüllten bis auf einen einzigen Patienten alle die Kriterien einer anderen bekannten psychischen Störung, die mit Psychosen zusammenhängt. Und selbst dieser eine Patient schied als APS-Kandidat aus, weil bei ihm andere nichtpsychotische Symptome überwogen. »Wir konnten unter unseren Patienten niemanden ausfindig machen, auf den die Kriterien für APS zutrafen«, konstatieren die Forscher.[12]

Doch geben die APS-Befürworter sich nicht geschlagen. Anstatt die unsinnige Diagnose aus der Welt zu schaffen, haben sie erfolgreich vorgeschlagen, APS in den Anhang des DSM-5 aufzunehmen. Dieser Anhang ist jenen seelischen Störungen vorbehalten, die für die weitere Forschung vorgesehen sind. Dies ist durchaus als Drohung zu verstehen. Manches Syndrom, das früher in diesem Anhang stand, wird heute als eigenständiges Krankheitsbild geführt. Und so scheint es nur eine Frage der Zeit zu sein, bis APS zu einer amtlichen psychiatrischen Krankheit von pubertierenden und anderen Menschen wird.

KAPITEL 8   **Vom Segen der Angst**

Rund 80 Millionen Menschen leben in Deutschland. Doch zwölf Millionen von ihnen sind so gut wie nie in der Öffentlichkeit zu sehen. Sie fehlen im Supermarkt, im Freibad, im Museum, im Stadion. Sie leben zurückgezogen in ihren vier Wänden, holen die Post nicht aus dem Briefkasten, gehen nicht ans Telefon. Sie haben Angst, andere Menschen zu sehen oder zu sprechen. Einem Beruf nachzugehen, bei dem sie Kollegen haben, das gelingt ihnen nur unter Qualen.

Bis zu 13 Prozent der Bevölkerung sollen an der sozialen Phobie erkranken. Das auch soziale Angststörung genannte Leiden betrifft offenbar mehr Frauen als Männer und kann häufig das ganze Leben lang andauern. Das wichtigste Merkmal sei eine ausgeprägte und anhaltende Angst davor, dass man peinlich wirken könne. »In den gefürchteten sozialen oder Leistungssituationen entwickeln Personen mit sozialer Phobie Angst, sich zu blamieren, und befürchten, dass andere sie als ängstlich, schwach, ›verrückt‹ oder dumm beurteilen. Sie können öffentliches Sprechen fürchten, da sie sich sorgen, dass andere das Zittern ihrer Hände oder Stimme bemerken könnten, oder sie können extreme Angst entwickeln, wenn sie sich mit anderen unterhalten, da sie befürchten, nicht wortgewandt zu wirken.«[1]

Dass ausgeprägte Schüchternheit krankhafte Formen annehmen kann, das bestreitet niemand. Die Betroffenen verpassen vieles im Leben, weil sie gefürchtete Situationen vermeiden. Etwa 2 Prozent der Bevölkerung hätten eine soziale Phobie, sagten die Psychiater noch vor einigen Jahren.

Doch inzwischen ist eine wahre Epidemie daraus geworden. Die soziale Phobie ist ein Beispiel dafür, wie eine uralte, zutiefst menschliche Eigenschaft nach und nach umgewandelt wurde in ein behandlungswürdiges Leiden. Zwar weisen die offiziellen Diagnosekriterien darauf hin, dass Prüfungsangst, Lampenfieber und Schüchternheit im Umgang mit fremden Personen weit verbreitet sind. Doch das absurde Aufblähen der Verbreitung auf bis zu 13 Prozent der Bevölkerung offenbart: Die Diagnose soziale Phobie wird vielfach auch Menschen angehängt, die gar keinen gestörten Hirnstoffwechsel haben, sondern bloß schüchtern sind. Es floriert eine regelrechte Gesundheitsindustrie des Seelenglücks. Stets gut aufgelegte Menschen, die allzeit aus sich herausgehen, auf Partys einen Kreis um sich bilden und im Aufzug den Smalltalk mit dem Chef nicht scheuen, gelten als die neue Norm. Wer da nicht mithält, der braucht eine Therapie. Es ist ein Beispiel dafür, wie die Psychiatrie einen gesellschaftlichen Wert verändert hat. Die »Medikalisierung der Schüchternheit zeigt, dass schamhafte Bescheidenheit und Zurückhaltung nicht mehr so tragbar sind und dass wir laut, durchsetzungsfähig und imstande sein müssen, gesellig am sozialen Leben teilzunehmen, um erfolgreich zu sein.«[2]

Die soziale Phobie gehört zu den am häufigsten diagnostizierten Angststörungen und soll gerade auf die junge Bevölkerung übergreifen. Wissenschaftler der Universität

Frankfurt am Main haben mehr als 600 Jugendliche befragt und glauben bei 13 Prozent Hinweise auf eine soziale Phobie gefunden zu haben.[3] Das ist eine steile Karriere für eine Krankheit, die es die längste Zeit der Psychiatrie gar nicht gab. Der Begriff »soziale Phobie« ist 1987 zum ersten Mal im DSM aufgetaucht, wenig später wurde die »soziale Angststörung« im ICD-10 aufgeführt.

Zu den Wegbereitern des neuen psychiatrischen Massenleidens gehört der Psychologe Philip Zinardo, der mit seiner Kollegin Lynne Henderson in Kalifornien eine Schüchternheitsklinik aufgebaut hat, die »Palo Alto Shyness Clinic«. Bereits in den siebziger Jahren verteilte Zinardo Fragebögen an Studenten und verkündete bald darauf: Von den Studenten, die ihm geantwortet hatten, hätten 40 Prozent angegeben, sie seien chronisch schüchtern. 15 weitere Prozent sagten, sie seien hin und wieder einmal schüchtern. Und nur 5 Prozent teilten mit, sie fühlten sich niemals schüchtern.

Schüchtern zu sein ist also eine sehr verbreitete Eigenschaft, könnte man meinen. Psychologe Zimbardo sah darin eher so etwas wie eine ansteckende Krankheit, die sich immer weiter ausbreite. Er wiederholte seine Befragungen an verschiedenen Hochschulen und wähnte sich einem Trend auf der Spur. Nunmehr sei die Rate der Schüchternen auf beinahe 50 Prozent gestiegen, verkündete er 20 Jahre nach seiner ersten Untersuchung. Für die betroffenen Menschen sei das ein Nachteil. Sie könnten soziale Gelegenheiten nicht ergreifen und sich selbst als seltsam, verklemmt und voller Mängel erleben. Die steigende Rate an Schüchternheit sei das Anzeichen einer Gesundheitsbedrohung, die noch ein epidemisches Ausmaß annehmen könne. In der öffentlichen Wahrnehmung galten schüchterne Menschen bald als so etwas wie »soziale Autisten«, für die in der Spaßgesellschaft kein Platz mehr war.

Pharmazeutische Firmen stürzten sich auf das sich herausschälende Krankheitsbild. Schüchterne Menschen galten als Patienten mit einer gestörten Hirnchemie. Dieses Defizit wollten Mitarbeiter konkurrierender Firmen mit vier verschiedenen Arten von Wirkstoffen behandeln. Die Schweizer Firma Hoffmann-La Roche etwa sah im Krankheitsbild der sozialen Phobie einen neuen Markt für einen alten Wirkstoff (einen Monoaminooxidase-Hemmer), der zuvor bereits gegen Depressionen eingesetzt worden war. Die Firma veranstaltete Kongresse, um Psychiater, Allgemeinärzte und Journalisten von der Existenz der neuen Krankheit zu überzeugen. In Zeitungsartikeln wurden Fallbeispiele betroffener Menschen geschildert. Ein gewisser Hans etwa war ein scheuer Informatiker bei einer Chemiefirma, der sich am liebsten vor seinem Computer aufhielt und keinen Satz herausbekam, wenn er auf dem Flur eine nette Kollegin traf.[4] In Köln wiederum lebte Michael, der seine Großeltern jahrelang nicht sah, den Nachbarn systematisch aus dem Weg ging und seine Diplomarbeit in einem Unternehmen nicht zu Ende schreiben konnte. In einem Artikel kam auch eine Psychologin einer Klinik für Psychotherapie zu Wort, die eindrücklich vor der sozialen Angststörung warnte: »Die Zahl der Erkrankten nimmt zu.«[5] Das Unheimliche an dieser psychiatrischen Störung sei, dass man vielen betroffenen Menschen das Leiden gar nicht ansehe. Sie seien sogar ungewöhnlich erfolgreich im Beruf, hieß es, ihre Symptome überspielten sie glatt. Sie sind schüchtern, ohne schüchtern zu sein.

Allergisch gegen Leute?

Nicht nur die soziale Phobie, sondern auch die generalisierte Angststörung macht den Deutschen zu schaffen. Das will der Dresdner Psychologe Hans-Ulrich Wittchen mit Kollegen herausgefunden haben, als er 17 739 Menschen befragen ließ, die zum Hausarzt gegangen waren. Demnach waren 5,3 Prozent der befragten Personen akut angstgestört. Und 25 Prozent der Leute sollen in den vier Wochen vor der Befragung »fast jeden Tag zumindest unter generalisierten Angstbeschwerden gelitten« haben.[6] Es ist ein Ergebnis ganz nach dem Geschmack der pharmazeutischen Firma Wyeth. Sie hatte die Befragung gesponsert – und mit Außendienstmitarbeitern gleich noch die »Feldarbeit« bei den Studienärzten unterstützt.

In den westlichen Gesellschaften sind in den vergangenen Jahren immer wieder Hinweise und Warnungen aufgetaucht, wie weit verbreitet Angststörungen seien. Die Firma SmithKline Beecham etwa brachte das Mittel Paxil auf den Markt. Noch vor der Zulassung in den Vereinigten Staaten von Amerika beauftragte die Firma eine Medienagentur damit, das krankmachende Potential der Schüchternheit bekannt zu machen. Die Agentur erfand einen Slogan, wonach Menschen auf Menschen allergisch reagieren (»Imagine Being Allergic to People«). Zugleich versorgte die Agentur Journalisten mit Patienten, die – trotz ihrer angeblichen Menschenscheu – ungewöhnlich eloquent Auskunft gaben über ihr Leiden. Die soziale Phobie bedeute, sagte eine Frau gegenüber der *Chicago Tribune*, dass »Sorgen ein Full-Time-Job sein können. Und wenn man hinzurechnet, dass ich voll gearbeitet habe, dann war ich nur erschöpft, die ganze Zeit erschöpft.«[7]

Die soziale Angststörung ist heute als psychiatrisches Massenleiden durchgesetzt und zu einem Bestandteil der Alltagskultur geworden. Zurückhaltende Menschen nehmen Psychopharmaka, um »normal« zu sein. Hinter den steigenden Verschreibungen von angstlösenden Medikamenten steht ein Trend zur kosmetischen Pharmakologie. Die Gewichte haben sich verschoben. Der natürliche Zustand der Schüchternheit wird als Störung wahrgenommen, als Abweichung von der Norm, als persönliches Defizit. Ganz gleich, ob Serotonin-Wiederaufnahmehemmer, Betablocker, Monoaminooxidase-Hemmer oder Benzodiazepine – die Gabe von Arzneimitteln mag die Hirnchemie verändern, sie ändert aber nichts an den äußeren Umständen, an der Lebenssituation. Diese »Missachtung der sozialen Sicht auf das schüchterne Ich verstärkt die Vorstellung, dass es sich hier um das Problem der jeweiligen Psyche handelt und nicht um eine Antwort auf soziale Normen und Werte«, konstatiert die Soziologin Susie Scott von der University of Sussex in England.[8]

Nicht nur Pillenhersteller, sondern auch Psychotherapeuten kümmern sich um die Stillen und Schüchternen. In der kognitiven Verhaltenstherapie sollen die betroffenen Menschen lernen, ihre angeblich übertriebenen Sorgen in den Griff zu bekommen und durch eine angeblich realistischere Einstellung zu ersetzen, die ein »normales« Funktionieren erlaubt. Die Palo Alto Shyness Clinic schickt die schüchternen Leute durch eine Art Sportstudio für den Geist.[9] Dieser müsse fit gemacht werden, um funktionieren zu können. »Mit Einsatz und Übung können die meisten Menschen in der gleichen Art und Weise einen anpassungsfähigen Zustand sozialer Fitness erreichen«, wie man auch das körperliche Leistungsvermögen trainieren könne. Die erste Evaluierung erfordert an der Klinik vier Treffen à 50 Minuten, die jeweils 175 US-Dollar kosten. Man kann sich aber auch telefonisch beraten lassen. Das kostet ebenfalls 175 US-Dollar pro Sitzung.

Das Beispiel aus Kalifornien zeigt: Schüchterne, wohlhabende Menschen müssen aufpassen, dass ihnen Mitarbeiter fragwürdiger Kliniken nicht das Geld aus der Tasche ziehen. Genau diese Klientel ist auch bei manchen Therapeuten in Europa beliebt. Soziologen vergleichen das mit der Abfertigung, wie man sie aus dem Schnellrestaurant kennt. Die Kunden stehen Schlange, um von »ihrer Schüchternheit ›geheilt‹ zu werden, und die vernünftigste und ertragreichste Art und Weise der Abfertigung ist, ihnen mundgerechte Portionen« von kognitiver Verhaltenstherapie »zu verabreichen und die Tür zu schließen«.[10] Anstatt sich mit den tieferen Problemen der wenigen Menschen zu befassen, deren Probleme tatsächlich schwerwiegend sind, ist es lukrativer, in möglichst kurzer Zeit möglichst viele leichte Fälle durchzuschleusen. Die Stillen und Schüchternen hängen von den Therapeuten ab und müssen von ihnen lernen, wie sie sich zu verhalten haben. Und falls das schüchterne Verhalten nicht weggeht, liegt das am Patienten. Wenn dieser nicht den rechten Willen mitbringe, ein verändertes Verhalten zu trainieren, dann könne die beste Therapie nichts ausrichten. Dann bleibt die Schüchternheit sein Problem.

Freilich ist die Vorstellung irrig, einen zurückhaltenden Menschen in jemanden zu verwandeln, der auf einer Party die Gäste mit Witzen unterhält. Die angestrebte Produktion von lustigen, geselligen und vernetzten Menschen ist ein Irrweg der Schüchternheitstherapie. Er lässt völlig außer Acht, dass ein zurückhaltendes Auftreten in etlichen Situationen goldrichtig sein kann. Wenn man auf ein unfreundliches Gegenüber trifft, kann der Rückzug die richtige Antwort sein. Vorlaute Menschen sind nicht immer die klügsten, sagte schon der britische Philosoph Bertrand Russell: »Es ist ein Jammer, dass die Dummköpfe so selbstsicher sind und die Klugen so voller Zweifel.«

Die Eigenschaften stiller und zurückhaltender Menschen sind gerade deshalb so weit verbreitet, weil sie mit einer Reihe wichtiger Eigenschaften verbunden sind. So wird eine soziale Phobie am häufigsten deshalb diagnostiziert, weil die betreffende Person öffentliches Sprechen fürchtet. Doch genau dieses Unbehagen verspüren so gut wie alle Menschen. Es ist ein uraltes Verhalten, das im Laufe der Evolution gleichsam im menschlichen Gehirn verdrahtet wurde. Schon früher barg öffentliches Sprechen große Gefahren. Wer beim Palaver am Lagerfeuer den falschen Ton anschlug und andere beleidigte, der musste um sein Leben fürchten. Der Psychiater Jerome Wakefield von der New York University sagt: »Deshalb scheint ein Grad von Besorgnis über solche Situationen ein Teil von uns zu sein. Und für viele Menschen ist er nicht leicht zu überwinden oder zu ›löschen‹.«[11] Sogar erfahrene Moderatoren und Theaterschauspieler können dieses evolutionäre Erbe nicht besiegen. Sie sind aber nicht seelisch krank – sie haben Lampenfieber.

Der Triumph der Stillen

Auch sonst in der Natur sind die lauten Individuen nicht immer im Vorteil. Von mehr als 100 Arten ist recht gut belegt: Es gibt schüchterne und vorwitzige Persönlichkeiten. Die proaktiven Tiere verhalten sich neugierig, sie sind voller Risikofreude und auch mal aggressiv. Die reaktiven Individuen dagegen sind zaghaft, schüchtern und ängstlich.[12]

In vielen Lebenslagen kann es sich auszahlen, zur Gruppe der Schüchternen und Ängstlichen zu zählen. Ein furchtsames Reh, das ständig nach einem Raubtier Ausschau hält, hat wenig Zeit zum Äsen. Aber ein Reh, das kaum Ausschau hält, wird eine leichte Beute. Andrew Sih von der University of California in Davis hat dazu zwei biologische Arten untersucht: den Grünen Sonnenbarsch und dessen Beutetiere, Larven einer bestimmten Salamanderart. Diese Larven zeigten ein unterschiedliches Temperament. Die einen waren vergleichsweise mutig und rege. Deshalb fanden sie mehr Futter und wuchsen besonders schnell heran. Wenn allerdings die Barsche herankamen, dann waren diese Exemplare unvorsichtig – und wurden vermehrt aufgefressen. Die anderen Salamanderlarven dagegen waren schüchtern und passiv. Sie fraßen weniger und entwickelten sich langsam. Dafür aber landeten sie nicht so schnell im Magen der Barsche.

Offenbar haben beide Strategien Sinn; welche besser ist, hängt allerdings von der Umwelt ab. Die vorwitzigen Larven leben zwar gefährlicher, aber sie reifen schneller und können deshalb eher an Land überleben. In ihrem natürlichen Lebensraum kann das von Vorteil sein: Die Bäche, in denen sie vorkommen, trocknen mitunter aus. Die mutigen Salamander können dann losziehen, während ihre verzagten Artgenossen das Flussbett nicht verlassen können und dort zugrunde gehen. Umgekehrt ist es in wasserreichen Jahren. Dann schlägt die Stunde der stillen Larven, die dem Fresstod entgehen.

Der Forscher John Quinn vom University College in Cork hat vergleichbare Persönlichkeiten bei Kohlmeisen beobachtet, und zwar in einer Voliere mit einem künstlichen Baum. In den ersten Minuten in der neuen Umgebung schälten sich zwei Muster heraus: Die einen Individuen machten sich sofort daran, jeden Winkel der Voliere zu erkunden. Die anderen saßen die ganze Zeit scheinbar ängstlich auf dem Baum. Die Kohlmeisen wurden danach frei gelassen, aber nach einem Jahr wieder gefangen, um das Experiment zu wiederholen. Im Kern verhielten sich die Vögel wie im Vorjahr – ihre Persönlichkeit erwies sich damit als dauerhaftes Merkmal.

Die proaktiven Meisen erkunden eher neues Terrain und nehmen Risiken auf sich. Die reaktiven Artgenossen dagegen gehen bei der Futtersuche umsichtig und besonders erfolgreich vor. Welche Persönlichkeit besser ist, hängt hier ebenfalls von der Umwelt ab. In manchen Jahren pflanzen sich eher die mutigen Vögel fort, in anderen Jahren überleben und vermehren sich vor allem die scheuen Meisen.

Ein letztes Beispiel, noch einmal von den Vögeln. Beim Blaukehlhüttensänger, einem in Nordamerika lebenden Singvogel, legen einige Männchen ein besonders angriffslustiges und streitsüchtiges Verhalten an den Tag – was zunächst einmal belohnt wird. Sie verdrängen andere Singvögel und erobern neue Brutgebiete. Aber im frischgewonnenen Territorium sind es dann oft die schüchternen Männchen des Blaukehlhüttensängers, die zum Zuge kommen. Denn als Väter gehen sie fürsorglicher mit dem Nachwuchs um – weshalb sie sich stärker vermehren als die aggressiven Männchen.

So weit die Vogelwelt. Auch beim Menschen sind introvertierte Persönlichkeiten (die ungefähr die Hälfte der Bevölkerung ausmachen) in bestimmten Lebenslagen im Vorteil. Scheue Frauen und Männer haben zwar tatsächlich weniger Partner als extrovertierte Personen. Zugleich achten sie aber besser auf sich – sie haben viel seltener Unfälle. Ängstlich zu sein ist also eine nützliche Eigenschaft, auf die man nicht verzichten kann.

Ähnlich ist es mit dem Schmerz. Niemand will ihn spüren. Aber Menschen, die keine Schmerzen spüren, sterben früh im Leben, weil sie sich ständig verletzen. Ebenso schlecht wäre es, wenn man nicht dazu fähig wäre, Angst zu spüren. Eine Pille, die jede Angst unterdrückt, wäre nicht besser als eine Pille, die Angst hervorruft. Es kommt darauf an, die Angst der jeweiligen Situation anzupassen. Das gilt für viele Mechanismen, mit denen der Mensch sein Überleben sichert. Wer den Hustenreiz unterdrückt, der erhöht das Risiko einer Lungenentzündung. Doch wer zu viel hustet, der kann eine Blutung im Gehirn auslösen. Das Unterdrücken von Durchfall oder Brechreiz kann den Tod durch Vergiftung begünstigen. Doch wer sich zu stark übergibt oder zu viel Durchfall hat, der kann lebensbedrohlich dehydrieren.

Die Beispiele stammen von den Psychiatern Isaac Marks und Randolph Nesse.[13] Sie betrachten auch die Angst aus Sicht der Evolutionsmedizin und erkennen darin ein sehr altes Gefühl. Und Gefühle ermöglichen es dem Menschen, auf bestimmte Herausforderungen des Lebens automatisch zu antworten. Wer auf der Suche nach einem Partner ist, der wird romantische Emotionen spüren. Wer betrogen und hintergangen wird, der wird mit Zorn reagieren. Und wenn man von einem übermächtigen Gegner angegriffen wird, dann ist die Flucht das beste Verhalten. In gefährlichen Situationen schärft die Angst die Sinne. Nicht nur, wenn es um Leben oder Tod geht, sondern auch um andere Dinge wie zwischenmenschliche Beziehungen, den eigenen Ruf, das soziale Ansehen und das finanzielle Fortkommen. Wann immer der Mensch Gefahr läuft, etwas davon zu verlieren, wird er Gefühle der Angst spüren.

Im Laufe der Evolution haben sich vier Angststrategien herausgebildet, die sich allerdings überlappen können. Bei der *Flucht* entfernt sich das Individuum von der Gefahrenquelle. Nichts anderes geschieht übrigens beim Husten, Durchfall und Übergeben, wenn man dabei Krankheitserreger von sich wegbefördert. Beim *Angriff* soll die Gefahrenquelle ausgeschaltet werden; ein Verhalten, das eine Entsprechung im Körper hat, wenn Zellen des Immunsystems fremde Bakterien angreifen. Beim *Verharren und Totstellen* geht es darum, die Angriffslust des Angreifers zu bändigen. Und wenn die Bedrohung aus der eigenen sozialen Gruppe kommt, dann kann es geboten sein, sich zu *unterwerfen und zu beschwichtigen*. Der Mensch ist in der Lage, die jeweiligen Angstreaktionen zu zügeln und aufeinander abzustimmen

Bei einer allgemeinen Bedrohung reagiert der Mensch mit einem generellen Gefühl von Angst. Überdies gibt es spezielle Formen der Angst, um auf bestimmte Gefahren antworten zu können, denen Menschen im Laufe der Evolution ausgesetzt waren. Diese Formen der Angst spiegeln sich in Verhaltensweisen, die im Gehirn des Menschen gleichsam beheimatet sind. Wenn sie besonders stark ausgeprägt sind und der betroffene Mensch unter ihnen leidet, dann können sie als psychiatrische Angststörung diagnostiziert werden. Aber auch extremes Verhalten sei ein Teil des natürlichen Spektrums, schreiben die Psychiater Marks und Nesse. Sie führen das an fünf Beispielen von Ängsten aus:

- Höhen rufen keine Flucht hervor, sondern führen zu einem Erstarren. Das vermindert die Absturzgefahr.
- Der Anblick von Blut und eigenen Verletzungen kann einen Ohnmachtsanfall hervorrufen. Das wird den Blut-

verlust mindern und einen möglichen Angreifer von weiteren Attacken abhalten.
- Öffentliche Plätze und Reisen können Gefühle der Angst hervorrufen, die einen vor Gefahren in der Fremde schützen könnten. Die Agoraphobie (Angst vor Orten, von denen eine Flucht schwierig oder peinlich sein könnte) kann als extreme Ausprägung dieser Gefühle verstanden werden.
- Traumatische Erlebnisse führen zu Gefühlen der Angst und zum Vermeiden von Situationen, die an das ursprüngliche Trauma erinnern könnten. Aus Sicht der Evolution ist dies keine Überreaktion, sondern eine Strategie, nicht wieder in eine solch bedrohliche Lage zu geraten.
- Bedrohungen aus dem sozialen Umfeld rufen Antworten hervor, welche die eigene Rolle in der Gruppe festigen. Man erkennt die Stellung dominanter Mitmenschen an und erfüllt Normen, was Kleidung, Gebräuche und Ansichten angeht. Auf diese Weise verhindert man, von der Gruppe ausgeschlossen zu werden. Schüchternheit und Verlegenheit sind dazu angetan, die Akzeptanz durch andere Menschen zu erhöhen.

Die beschriebenen Ängste lassen sich nicht völlig voneinander abgrenzen. Häufig sieht sich der Mensch mehreren Gefahren zur gleichen Zeit ausgesetzt. Und die Angst spürt er typischerweise gerade dann, wenn noch gar nichts passiert ist. Das Gefühl der Bedrohung reicht aus, um die Alarmglocken schrillen zu lassen. Auch das ist ein Erbe der Evolution. Menschen, die Gefahren im Vorfeld ausweichen konnten, hatten einen Vorteil in der Fortpflanzung. Die natürliche Auslese hat den Menschen auf diese Weise mit einem Nervensystem ausgestattet, das auf bestimmte Reize voreingestellt ist. Aus diesem Grund lösen Muster, die an Augen oder Schlangen erinnern, schnell eine gewisse Ängstlichkeit aus. Die Angst vor Höhen macht sich meistens im Alter von wenigen Monaten bemerkbar – kurz bevor Babys anfangen zu krabbeln. Wenn das Kind im Alter von zwei Jahren die ersten eigenen Unternehmungen beginnt, kommt die Angst vor Hunden und anderen Tieren hinzu.

Viele Reize, die Ängste hervorrufen können, sind so alt wie dieses Gefühl selbst. Spinnen, Schlangen, Skorpione, Höhen, Stürme, Blitz und Donner, Blut, Dunkelheit, Trennung von anderen. Im Unterschied dazu haben wir keine Angst vor Dingen, die vermutlich auch unseren Vorfahren keinen Schrecken eingejagt haben. Blumen, Blätter, Äste, Steine, flaches Wasser. Es fällt uns schwer, gefährliche Dinge zu fürchten, die uns in der Stammesgeschichte erst seit kurzem bedrohen. Nur wenige Menschen »fürchten sich vor Autos, Waffen, Zigaretten oder Alkohol, obwohl sie wissen, dass diese Dinge heute viel mehr Leute töten, als es Schlangen, Spinnen oder Haifische tun«.[14] Und die Phobie vorm Zahnarzt wird gespeist durch die evolutionär entstandene Angst vor Verletzungen. Eltern haben keine leichte Aufgabe, wenn sie die Kinder vor Gefahren warnen wollen, die in evolutionärer Hinsicht eher neu sind, wie zum Beispiel Streichhölzer, Messer und Glasscherben. Während die Furcht vor manchen Dingen übertrieben wirkt, nehmen wir neue Gefahren gelassen hin. Es gibt erwachsene Männer, die den Nachbarn rufen, damit der eine Spinne für sie enfernt, und wenig später mit 180 Stundenkilometern über die Autobahn fahren.

Die spannenden Erkenntnisse der Evolutionsmedizin gehören zum Bild der Angst. Gleichwohl werden die soziale Phobie, die generalisierte Angststörung und andere Phobien oftmals auf eine anomale Hirnchemie zurückgeführt. Schwere Ausprägungen der Angst können einen Krankheitswert besitzen. Aber als Gefühl ist sie eine natürliche Eigenschaft der menschlichen Psyche. Und deshalb ist es normal, dass Angst sich in der Bevölkerung nicht vollkommen gleichmäßig verteilt. Ähnlich wie die Körpergröße ließe sich ihre Verteilung in einer Glockenkurve darstellen. Die meisten Menschen haben ähnliche Gefühle der Angst, aber einige von ihnen sind besonders furchtlos – und einige besonders ängstlich. Diese Eigenschaften gehen aber nicht auf ein persönliches Defizit zurück, sondern sie sind Teil einer natürlichen Variation. Entsprechend schwer fällt es, eine Grenze zwischen normalen und abnormen Gefühlen der Angst zu ziehen. Angstlindernde Medikamente bekämpfen nicht nur bestimmte einzelne Symptome, sondern sie wirken auf das ganze System.

Und womöglich ist der evolutionäre Ursprung der Angst sogar der Grund dafür, dass wir mitunter danach süchtig sind, sie zu spüren. Wir spielen sie durch, um für den Ernstfall gerüstet zu sein. Menschen lesen Krimis und schauen Horrorfilme. Sie fahren Achterbahn, springen von Klippen und stürzen sich – wie beim Base-Jumping – in die Tiefe. Der spätere britische Premierminister Winston Churchill befand 1898 als britischer Kriegsberichterstatter: »Nichts im Leben löst ein größeres Hochgefühl aus, als beschossen und nicht getroffen zu werden.« Den Bergsteiger Reinhold Messner trieb der Nervenkitzel die höchsten Gipfel hinauf. Er sagte: »Der Sieg über die Angst, das ist auch ein Glücksgefühl, in dem ich mir nahe bin.«

KAPITEL 9   Erschöpfende Erschöpfung

Oft reicht eine gelungene Inszenierung, um einer Seuche zum Ausbruch zu verhelfen. Der französische Neurologe Jean-Martin Charcot (1825 bis 1893) hat das besonders eindrucksvoll bewiesen. Er betrieb Medizin wie ein Hypnotiseur, und seine Bühne stand im Pariser Krankenhaus Salpêtrière: Er konnte Frauen nach Belieben in hysterische Anfälle treiben und sie ohnmächtig niedersinken lassen. Mediziner aus ganz Europa wohnten diesen Vorführungen bei. Die Presse berichtete über das neue Leiden – und schon breitete sich die Hysterie wie ein Virus unter Europas Frauen aus. Mit Charcots Ableben erstarb der Zauber. Die Hysterie hat zwar bis heute überlebt (als »Konversionsstörung«), aber sie wird nur noch selten diagnostiziert.

Ein ähnlich großer Wurf gelang 1869 dem Elektrotherapeuten George Beard aus New York. In einer führenden Wochenschrift legte er eine Abhandlung über die »Neurasthenie oder nervöse Erschöpfung« vor. Typisches Merkmal des Leidens sei mangelnde Nervenkraft, schrieb er und dozierte weiter: »Nach meiner Ansicht wird das Zentralnervensystem entphosphort, oder es büßt möglicherweise etwas von seinen festen Bestandteilen ein.«[1] Die angeblichen Folgen: Müdigkeit, Verstopfung, unruhiger Schlaf und rheumatische Schmerzen. Die neue Krankheit war sehr ansteckend. Von Amerika aus fand sie rasch den Weg nach

Europa, wie der Schweizer Neurologe Paul Dubois 1904 notierte: »Die Neurasthenie ist in aller Munde. Sie ist die neue Modekrankheit.«[2]

Nun hat die Neurasthenie einen Nachfolger gefunden, der perfekt in die heutige Zeit mit ihren Umbrüchen in der Arbeitswelt zu passen scheint – den Burnout. Ist es nicht so, dass wir durchs Leben hetzen? »Ständige Erreichbarkeit über E-Mail oder Handy auch außerhalb der Dienstzeit oder im Urlaub führt zur ›Entgrenzung‹ der Arbeit« – so hat es Jürgen Hölzinger von der Ärztekammer Berlin ausgedrückt. »Konkurrenz, Leistungsdruck und drohender Arbeitsplatzverlust sorgen für eine neue Art von Selbstausbeutung.«[3]

Solche Sätze haben sich im deutschsprachigen Raum zur Auffassung verdichtet, Burnout sei eine psychische Störung, eine Seuche der Leistungsträger; jener, die sich für ihre Firma aufopfern. Der Münchner Psychiater Werner Kissling hat Hunderte Manager und Führungskräfte gesprochen, die sich erschöpft fühlen. Er sagt: »Dass er Depressionen habe, sagt keiner von ihnen. Aber Burnout haben sie gern. Das tragen viele von ihnen wie ein stolzes Abzeichen vor sich her.« Um die Diagnose herum ist eine eigene Seelenindustrie entstanden. Nicht nur Ärzte und Psychologen, sondern auch Heilpraktiker, Wellness-Hoteliers und Urschrei-Therapeuten spezialisieren sich auf die neue Klientel.

Und all das, obwohl Burnout im medizinischen Sinne gar keine Diagnose ist, sondern allenfalls ein anderes Wort für Depression. In vielen Fällen sind die Betroffenen zwar überarbeitet, aber nicht wirklich psychisch gestört. Andere

Menschen leiden aber wirklich, auch wenn ihre Probleme meistens nicht nur vom Job herrühren, sondern auch von ihren persönlichen Beziehungen. Ihren Zustand kann man auch beim Namen nennen – sie haben eine Depression. Der Volksmund aber sagt viel lieber Burnout und versteht darunter eine scheinbar neue und eigenständige Krankheit, charakterisiert durch pathologische Erschöpfung im Beruf.

Aufgebauscht zur Modekrankheit

Manche Mediziner tragen dazu bei. Eine Kostprobe lieferte der NAV-Virchow-Bund, der niedergelassene Ärzte in Deutschland vertritt. »80 Prozent der Vertragsärzte von Teilaspekten des Burnout betroffen«, warnte der Verband.[4] 5 bis 10 Prozent von ihnen seien gar vom Vollbild betroffen. Sind also weite Teile der Ärzteschaft psychisch gestört? Nein, Krankheitsfälle seien damit gar nicht gemeint, wie eine Nachfrage bei dem verantwortlichen Soziologen Klaus Gebuhr ergibt, auf den die Passagen zurückgehen. »Das ist keineswegs als diagnostisches Statement gemeint«, sagt er. Die befragten Ärzte seien in Wahrheit seelisch gesund. Er habe nur zum Ausdruck bringen wollen, dass sich etliche von ihnen gestresst fühlen. Gebuhr weiter: »Den Begriff Burnout habe ich bewusst gewählt, weil die Leute da erst einmal hellhörig sind.«[5]

Dem Patientenvolk aufs Maul schauen – das tun auch manche Mitarbeiter von Krankenkassen. Weil es so viele Anfragen von Journalisten zu Burnout gab, erklärt eine

Mitarbeiterin vom Wissenschaftlichen Institut der AOK (WIdO), seien sie und ihre Kollegen auf die Idee gekommen, dem Phänomen nachzuspüren. Zwar handle es sich hier nicht um eine medizinische Diagnose, aber Ärzte können als zusätzliche Information auf einer Krankschreibung das Kürzel »Z73« vermerken. Dahinter verbergen sich »Probleme bei der Lebensbewältigung« wie »Einschränkung von Aktivitäten durch Behinderung«, »sozialer Rollenkonflikt«, »unzulängliche soziale Fähigkeiten« oder, als einer von neun Punkten, eben auch »Ausgebranntsein (Burnout)«.

Die WIdO-Mitarbeiter suchten nun auf zehn Millionen Krankmeldungen nach dem Kürzel Z73. Und wie es sich für eine Modediagnose gehört, tauchte das Kürzel immer öfter auf. Die absolute Zahl allerdings ist gering. Auf nicht einmal 0,4 Prozent aller Krankschreibungen fand sich der Vermerk Z73. In ihrer Pressemitteilung jedoch bauschten die WIdO-Leute ihren Befund auf, als hätten sie ein neues Volksleiden entdeckt: »Burnout auf dem Vormarsch.«[6]

Viele Therapeuten mag das freuen, manche Psychiater sind nur noch genervt von der angeblichen Epidemie. Sie würden das B-Wort am liebsten aus dem Vokabular streichen. Ulrich Hegerl von der Klinik und Poliklinik für Psychiatrie und Psychotherapie des Universitätsklinikums Leipzig fordert: »Der beste Weg für den richtigen Umgang mit der Depression ist, sie bei ihrem Namen zu nennen. Wer Burnout sagt und Depression meint, verhindert oft die richtige Therapie.«[7] In den angelsächsischen Ländern (wo Patienten und Ärzte den aus der englischen Sprache entlehnten Begriff des Burnout interessanterweise gar nicht kennen) gehe man viel offener und unerschrockener mit diesen psychischen Problemen um, findet Isabella Heuser, Direktorin der Klinik für Psychiatrie und Psychotherapie der Charité Berlin. Sie sagt: »Ich würde mich freuen, wenn sich prominente Menschen, anstatt im Fernsehen über Burnout-Erfahrungen zu erzählen, zu ihrer Depression bekennen. Das könnte helfen, das falsche Bild dieser Erkrankung aus der Welt zu schaffen.«

Dazu gehört auch eine saubere Diagnose. Entscheidend ist, einen erfahrenen Hausarzt oder Psychiater zu finden, der sie vernünftig stellen kann. So hat es Klaus Lieb, der unabhängige Psychiater aus Mainz, vor einiger Zeit gemacht, als er eine 43 Jahre alte Juristin untersuchte, die sich bei ihm als vermeintlicher Burnout-Fall vorstellte. Als die Frau von ihrer gedrückten Stimmung und ihrer ausgeprägten Müdigkeit berichtete und erzählte, dass sie oft schon morgens um vier aufwache und dann nicht mehr einschlafen könne, waren dies erste Hinweise. Lieb begann, genauer nachzufragen.

»Es gibt drei Hauptsymptome der Depression: die niedergeschlagene Stimmung, den Verlust von Freude und Interessen und die erhöhte Erschöpfbarkeit mit mangelndem Antrieb – von ihnen müssen mindestens zwei vorhanden sein«, erklärt Lieb. Dann fragte er nach den Nebensymptomen (Konzentrationsstörungen, schlechter Schlaf, Appetitverlust, pessimistische Zukunftsgedanken, Schuldgefühle, verringertes Selbstgefühl und Suizidgedanken). Von ihnen müssen mindestens zwei vorliegen. »Wenn diese Symptomatik über zwei Wochen besteht, praktisch jeden Tag mit ausgeprägter und deutlicher Schwere, spricht man von Depression«, sagt Lieb. Bei der Juristin waren die Krankheitsanzeichen unverkennbar, sie erzählte Lieb sogar von ihren Phantasien, sich vor die Straßenbahn zu werfen.

Doch wie viele Menschen, die sich selbst als Burnout-Opfer sehen, sind tatsächlich krank? Von den Menschen, die sich bei Klaus Lieb vorstellen, erweisen sich seiner Erfahrung zufolge 20 bis 30 Prozent von ihnen als leichtere Fälle, in denen er keine Diagnose stellt. Bei den anderen jedoch ergibt die eingehende Untersuchung einen klaren Befund, und zwar stets denselben: eine Depression.

Gelegentliche Überforderung gehört zum Leben

Burnout ist demnach ein medizinisch sinnloser Begriff. Denn sobald der Zustand, der damit bezeichnet wird, behandlungswürdig ist, handelt es sich automatisch um eine Depression. Das Gefühl tiefer Erschöpftheit, wie es heute als typisch für die neue Modekrankheit gilt, hat übrigens schon immer zu den für die Diagnose einer Depression nötigen Krankheitszeichen gehört. Und Befunde der Neurobiologie bestätigen dieses Bild. Keine Frage: Ständiger Stress stumpft das Gehirn ab und kann depressiv machen – ob der Stress vom Job oder der Familie, von Überlastung oder Unterforderung herrührt, ist dabei ganz unerheblich.

Doch weil in der öffentlichen Debatte die depressive Erkrankung und die in Mode gekommene Überforderungsbefindlichkeit munter durcheinandergeworfen werden, breitet sich das Phänomen derart rasant aus, dass man sich fragen mag, ob es demnächst noch jemanden ohne Burnout gibt. Wenn die Grenze zwischen normal und psychisch krank nicht klar gezogen ist, können die Folgen fatal sein: Auf der einen Seite stehen dann klinisch depressive Menschen, deren Leid man als bloßen Burnout abtut. Sie werden gar nicht oder falsch behandelt. Das andere Extrem sind Menschen mit harmlosen Befindlichkeiten, die überflüssige oder gar schädliche Therapien erhalten.

Der Leipziger Psychiater Hegerl, der auch der Stiftung Deutsche Depressionshilfe vorsteht, befürchtet, dass beides heute geschieht. »Selbsternannte ›Burnout-Kliniken‹ springen auf den Zug auf und hoffen auf eine Klientel von Managern mit Privatversicherung«, sagt er. Womöglich bekämen die Patienten den Rat, sich mal freizunehmen, länger zu schlafen, Urlaub zu machen – alles Tipps, die ihre seelischen Probleme sogar noch verschärfen können. Ulrich Hegerl sagt: »Menschen mit depressiven Erkrankungen reagieren auf längeren Schlaf und eine längere Bettzeit oft mit einer Zunahme der Erschöpftheit, und ihre Stimmung verschlechtert sich.«[8]

Nicht jeder, der sich ausgebrannt fühlt, braucht eine Therapie. Stress gehört zum Leben und muss nicht medizinisch behandelt werden. Körperliche Bewegung, Entspannungsübungen, Gelassenheit und Verzicht auf Alkohol helfen dabei, gelegentliche Belastungen zu meistern.

KAPITEL 10   **Die gute Seite der Depression**

Als der Immobilienmakler Javier Sayes Gomez im Fernsehen zufällig eine Sendung über Depressionen sah, kam es ihm vor, als flimmere seine eigene Geschichte über den Bildschirm. Die Anforderungen im Beruf waren immer höher geworden, so dass er eine tiefe Erschöpfung verspürte. Er empfand das Einkaufen im Supermarkt als anstrengend, und auch sonst fehlte ihm jeder Antrieb. Ganz gleich, was der Mann tat – stets hatte er das Gefühl, von Termin zu Termin zu hetzen.

»Ich wollte immer der Beste sein«, sagt Sayes Gomez. Er kann kaum ruhig sitzen, sondern wippt mit dem rechten Fuß, während er seine Geschichte erzählt.[1] Er war als Sohn spanischer Gastarbeiter im Rheinland aufgewachsen und hatte das Abitur auf dem zweiten Bildungsweg abgelegt. Zunächst studierte er Wirtschaftsingenieurwesen in Köln. Nach dem Bachelor verdiente er sein Geld übergangsweise als Dachdecker, bevor er nach London ging, wo er ein Jahr im internationalen Callcenter der Firma Lego arbeitete. Anschließend ging er zurück nach Deutschland. Für eine Firma im Rheinland verkaufte er Filteranlagen für die Industrie, wechselte zu einer Immobilienfirma in Berlin und nahm parallel dazu noch ein weiteres Studium auf.

Er sei wie eine Kerze gewesen, die von zwei Seiten brennt.

Sayes Gomez erzählt, wie es wirklich in ihm aussah: Er verspürte häufig eine innere Unruhe, fühlte sich gar nicht mehr glücklich und hatte das Gefühl, leer und kaputt zu sein. In diesem seelischen Zustand befand er sich, als er zufällig die erwähnte Fernsehsendung über depressive, ausgebrannte Menschen sah. Noch während des Beitrags schickte er eine E-Mail an einen Psychiater der Berliner Charité, der in der Sendung vorkam. Er vereinbarte einen Termin und stellte sich vor – die Diagnose lautete Depression.

Wie Sayes Gomez ergeht es vielen Menschen. Sie sind dem Leben nicht immer gewachsen und werden so traurig und schwermütig, dass sie eine Diagnose bekommen. Die Major Depression ist die häufigste festgestellte psychische Krankheit.

Depressive Verstimmungen scheinen mit der Natur des Homo sapiens untrennbar verbunden zu sein. Mitnichten sind sie eine Erscheinung der westlichen Gesellschaften. Sie machen nämlich nicht nur den Menschen in den Industriestaaten zu schaffen, sondern sie plagen Menschen in allen Kulturen und auf allen Kontinenten. Vermutlich sind Depressionen so alt wie die Menschheit selbst. Die Ache in Paraguay etwa oder die !Kung im südlichen Afrika leben in überschaubaren Gruppen in ursprünglichen Gesellschaften. Damit entspricht ihre Umwelt so ungefähr jenen Umständen, die den Menschen als Jäger und Sammler im Laufe der Evolution geprägt haben. Aber auch die Ache und !Kung, das haben Forscher entdeckt, können Anzeichen von Schwermut entwickeln.

Die weite Verbreitung der Depression stellt Biologen

und Mediziner vor ein Rätsel. Denn Depressionen machen nicht den Eindruck, als brächten sie irgendeinen Vorteil mit sich. Man könnte meinen, dass im Laufe der Evolution sich immer jene Individuen besser durchsetzten, die weniger anfällig waren für seelische Leiden. Als Folge sollte das Gehirn des Menschen generell gegen seelische Störfälle gut gerüstet sein. Und so verhält es sich mit den meisten seelischen Erkrankungen. Die Schizophrenie etwa kommt in der Bevölkerung selten vor.

Die Depression aber ist eine Ausnahme. Sie taucht ungleich häufiger auf – warum nur?

Das Rätsel ließe sich schlüssig erklären, wenn die Depression vor allem im Alter aufträte. Dann wäre sie eine bedauerliche Verfallserscheinung des Gehirns, aber sie würde in puncto Fortpflanzung keine Nachteile bringen und wäre aus dem Grund auch nicht im Zuge der evolutionären Entwicklung aussortiert worden. Nur: Es ist genau anders. Ausgerechnet in der Blüte des Lebens, in der Jugend und im frühen Erwachsenenalter, erleben die meisten der betroffenen Menschen ihre erste depressive Phase – weshalb ist das so?

Es gibt eine Erklärung, eine Möglichkeit, die nahelegt, dass die Depression einen versteckten Sinn haben könnte. Demnach ist sie in vielen Fällen eine evolutionär entstandene Anpassung. Ein seelischer Zustand, der zwar mit schlimmen Entbehrungen verbunden ist, jedoch auch mit einem Nutzen.

Der Sinn der Schwermut

Die Verbreitung der Erkrankung mache es denkbar, dass »vieles, was gegenwärtig als depressive Störung eingestuft wird, ein normales psychologisches Funktionieren ist«, schreiben Paul W. Andrews von der McMaster University im kanadischen Hamilton und J. Anderson Thomson von der University of Virginia im US-amerikanischen Charlottesville.[2] Quälende, traurige Gedanken könnten in manchen Fällen Ausdruck einer biologischen Fehlfunktion sein. In überraschend vielen Fällen dagegen seien sie Möglichkeiten einer natürlichen Stressantwort.

Hinweise darauf lieferten Neurowissenschaftler. Es geht um ein Protein in den Nervenzellen, das den Neurotransmitter Serotonin bindet ($5HT_{1A}$-Rezeptor). Das Serotonin wiederum spielt eine Rolle bei der Depression. Nagetiere, denen dieser Serotoninrezeptor fehlt, zeigen weniger Anzeichen einer Depression, wenn sie Stress ausgesetzt werden. Das könnte bedeuten: Der Serotoninrezeptor ist imstande, das Gehirn in eine depressive Stimmung zu versetzen. Und das gilt nicht nur für die untersuchten Tiere, sondern auch für Menschen. Der Serotoninrezeptor zwischen Ratte und Mensch ist nämlich zu 99 Prozent ähnlich.

Die Fähigkeit, eine Depression entwickeln zu können, erscheint im Lichte dieser Erkenntnis nicht mehr nur als Störfall, sondern als eine von Natur aus wichtige Eigenschaft. Das hatte schon der britische Naturforscher Charles Darwin vermutet, der übrigens selbst immer wieder Phasen des Selbstzweifels und der Schwermut durchlitt. In seiner Autobiographie schrieb der kränkliche Gelehrte: »Jedes Leiden verursacht Depressionen, wenn es nur lange genug anhält. Doch es macht auch wachsam gegenüber großem und plötzlichem Übel.«[3]

Keiner will die Schwermut romantisieren. Niemand sage, dass »die Depression kein Problem ist«, schreiben Andrews und Thomson. Letzterer ist ein erfahrener Psychiater. Er behandelt an seiner Universität viele Studenten mit Depressionen und weiß, wovon er spricht. Menschen mit Depressionen können ihren Alltagsbeschäftigungen kaum, mitunter gar nicht mehr nachkommen und brauchen Hilfe. Sie können sich oft nicht auf ihre Arbeit konzentrieren, sie kapseln sich von den anderen ab, sie kennen keinen Antrieb. Sie verlieren den Appetit und haben keine Lust mehr auf Sex. »Einige stürzen in ernste, langwierige und sogar lebensbedrohliche Phasen der Depression«, sagen Andrews und Thomson.

Wozu also soll die Depression gut sein? Sie ist offenbar ein Mechanismus, der einem helfen kann, Probleme zu erkennen und zu lösen.

Das Gute am Grübeln

Ausgerechnet die Grübelsucht depressiver Menschen ist es, der die Forscher Gutes abgewinnen können. Denn dieses Ruminieren, wie es in der Fachsprache heißt (nach dem lateinischen ruminare = wiederkäuen), ist nicht so fruchtlos, wie es erscheint. Vielmehr ist es verbunden mit einer analytischen Denkarbeit. Größere Probleme werden in kleinere Einheiten heruntergebrochen, über die man gesondert nachdenken kann – mit dem Ergebnis, dass man sie leichter löst. Tatsächlich ist eine eher depressive Stimmung eine durchaus geeignete Grundhaltung, um mathematische Aufgaben zu lösen oder beim Intelligenztest gut abzuschneiden.

Beim Ruminieren wollen die Betroffenen nicht gestört werden. Depressive Menschen kapseln sich ab. Mit ihrem Wunsch nach sozialer Isolation lösen sie bei Mitmenschen, die ihnen helfen wollen, oft Unverständnis aus – doch offenbar kann die Isolation ihnen helfen, ihre Probleme schneller zu überwinden. Sie lassen sich nicht ablenken und brüten schlecht gelaunt vor sich hin. Dieses Verhalten deuten Andrews und Thomson als Beleg für ihre Vermutung. In einer depressiven Phase sind Betroffene mangels Ablenkung offenbar geradezu gezwungen, sich ganz auf die Lösung ihres Problems zu konzentrieren.

Traurig und klug

Diese Form des Sinnierens macht keinen Spaß, aber sie führt zu überdurchschnittlichen Denkleistungen. Das haben Forscher von der Berliner Charité und vom Max-Planck-Institut für Bildungsforschung in Berlin gezeigt.[4] In ihrer Studie untersuchten sie 27 Menschen, die wegen schwerer Depressionen in der Psychiatrie der Charité behandelt wurden, sowie 27 Kontrollpersonen ohne psychische Diagnose. Alle Probanden spielten ein Computerspiel, das ermittelte, wie klug sie Entscheidungen treffen. In dem Spiel sollten sie eine Wohnung, einen Parkplatz oder eine Arbeitsstelle vergeben. Das Ergebnis: Die klinisch depressiven Menschen gingen viel sorgfältiger vor als die Normalos. Sie dachten länger und beharrlicher nach – und trafen am Ende die besseren Entscheidungen.

Lob der schlechten Laune

Der Psychologe Joseph Forgas von der University of New South Wales im australischen Sydney ist ein Fachmann für schlechte Laune. Seit zwei Jahrzehnten geht er der Frage nach, wie Miesepetrigkeit und Freudlosigkeit (Dysphorie) das Verhalten des Menschen beeinflussen. Dazu versetzt er seine Testpersonen in gute Laune oder in Melancholie (dies, indem er ihnen einen Film über Krebserkrankungen und das Sterben zeigt) und führt dann vielfältige Experimente mit ihnen durch. Damit setzt Forgas sich bewusst ab von dem Glückswahn, wie er beispielsweise von den Anhängern der »positiven Psychologie« vertreten wird. »Obwohl die Dysphorie uns schon immer begleitet und viele der größten Errungenschaften des menschlichen Geistes in Gang gesetzt hat, zeichnet sich unsere kulturelle Epoche durch eine einseitige Betonung aus, dass Glück voller Vorteile sei«, schreibt Forgas.[5] Tatsächlich aber sei die schlechte Laune ein wesentlicher Bestandteil der menschlichen Gefühlswelt, der in früheren historischen Epochen als völlig normal gegolten habe. »Von den klassischen griechischen Tragödien über Shakespeare zu den Werken Beethovens, Tschechows, Ibsens und den großartigen Romanen des 19. Jahrhunderts ist das Beschwören und Erkunden des

Traurigseins lange geschätzt worden als aufschlussreich und kostbar.«

Traurig zu sein habe auch heute noch viele Vorzüge. So lautet das Fazit, das Forgas aus eigenen Arbeiten und den Erkenntnissen anderer Psychologen herausliest.

Das Gedächtnis trauriger Menschen arbeitet besser: Nach einem Besuch in einem kleinen Laden konnten sich Testpersonen deutlich besser an das Warenangebot erinnern, wenn sie aufgrund des regnerischen, kalten Wetters missmutig waren und im Laden überdies Verdis Totenmesse zu hören bekamen. An einem wunderbaren sonnigen Tag, wenn im Laden komische Opern der englischen Künstler Gilbert und Sullivan erklangen, fiel das Erinnern dagegen viel schwerer.

Anderen Studien zufolge sind schlechtgelaunte Menschen ebenfalls besser in der Lage, sich an bestimmte Dinge zu erinnern, offenbar weil ihr Gedächtnis sich nicht so leicht durch irreführende Informationen manipulieren lässt. In einem Experiment etwa inszenierte Forgas vor den Augen ahnungsloser Testpersonen einen Streit zwischen einem Dozenten und einem Eindringling. Eine Woche später versetzte der Forscher seine Augenzeugen in gute oder schlechte Laune und stellte ihnen Fragen zu dem Streit, die er allerdings gezielt mit falschen Informationen angereichert hatte. Das Ergebnis: Die übellaunigen Testpersonen ließen sich nicht so leicht in die Irre führen und machten als Zeugen genauere Aussagen.

Das Urteilsvermögen trauriger Menschen ist getreuer: Der erste Eindruck bestimmt oft das Bild, das wir uns von einem Menschen oder einer Sache machen, weil wir spätere Informationen nicht mehr zur Kenntnis nehmen. Es gibt keine zweite Chance, den ersten Eindruck zu machen. In einem Experiment lasen Probanden nun über eine Person namens Jim einen Text, der aus zwei Absätzen bestand. Der erste Absatz stellte Jim als schüchtern und introvertiert dar, der zweite Absatz als extrovertiert. Die Reihenfolge, in der diese Absätze gelesen wurden, bestimmte dann das Gesamturteil. Bei Testpersonen, die man in schlechte Stimmung versetzt, tritt dieser Effekt jedoch nicht auf.

Auch das äußere Erscheinungsbild des Gegenübers prägt unser Urteil. Gutaussehenden Menschen schreiben wir unbewusst mehr wünschenswerte Charaktereigenschaften zu als hässlichen Personen. Wie stark dieser Effekt ausgeprägt ist, das hängt von unserer Stimmung ab. Das fand Forgas heraus, als er Testpersonen einen Text zu lesen gab und ihnen das Foto des Autors zeigte. Während gutgelaunte Testleser sich in ihrem Urteil über den Text stark vom Autorenfoto beeinflussen ließen, trat dieser Effekt bei den schlechtgelaunten Testlesern nicht auf.

Traurige Menschen haben weniger Vorurteile: Das stellte sich heraus, als schlecht- und gutgelaunte Probanden an Schießexperimenten teilnahmen. Die Ziele waren verschiedene Fotos eines Mannes. Dieser hielt entweder eine Pistole, eine Dose oder eine Flasche neben dem Kopf hoch; auf der Hälfte der Fotos trug der Mann einen weißen Turban, wie ihn Muslime tragen. Die Probanden bekamen nun die Fotos zu sehen, sollten aber nur dann feuern, wenn der Mann eine Pistole hielt. Doch ganz gleich, ob der Mann nun eine Waffe trug oder nicht – laut Forgas gab es eine »signifikant größere Tendenz, generell auf Muslime zu schießen«. Der Mann mit dem Turban weckte bei den Testpersonen die Erinnerung an einen islamistischen Attentäter, so dass sie mitunter sogar dann feuerten, wenn er auf dem Foto gar keine Waffe bei sich trug! Das Verhalten war jedoch von der Stimmung abhängig. Positiver Affekt erhöhte die Schießfreudigkeit auf den Turbanträger, negativer Affekt minderte sie. Das bedeutet: Schlechtgelaunte Menschen beobachten genauer, was sie sehen, und lassen sich nicht so leicht von Stereotypen leiten.

Melancholische Menschen sind skeptischer: Wer sich eine Wohnung sucht oder ein Auto kaufen will, der sollte dies in schlechter Laune tun. Denn Menschen sind besser darin, Behauptungen, Legenden und Gerüchte als unwahr zu erkennen, wenn sie einen negativen Affekt verspüren. Des Weiteren können traurige Testpersonen besser erkennen, ob die Mimik eines Menschen gespielt ist oder seine tatsächlichen Gefühle widerspiegelt.

Die Hartnäckigkeit trauriger Menschen ist größer: Wer in schlechter Stimmung eine Denkaufgabe gestellt bekommt, der arbeitet länger an der Lösung als ein glücklicher Mensch – und findet tatsächlich häufiger die richtige Antwort.

Schwermütige Menschen sind höflicher und fairer: Menschen, die einen traurigen Film gesehen hatten, verhielten sich anschließend zuvorkommender und netter als Menschen, die einen Film mit Happyend geguckt hatten. In einem anderen Experiment spielten Probanden Spiele, in denen Forscher erfassen können, wie fair sich ein Mensch verhält. Beim »Diktatorspiel« erhält ein Spieler beispielsweise eine Summe in Höhe von zehn Dollar, die er zwischen sich und einem Mitspieler nach eigenem Ermessen aufteilen darf. Beim »Ultimatumspiel« dagegen darf der Spieler vorschlagen, wie man die Summe aufteilen möchte, aber der Mitspieler kann Protest einlegen, wenn ihm die Aufteilung (etwa neun zu eins) unfair erscheint. In diesem Fall gehen beide leer aus. In Experimenten sind es die traurigen Spieler, die häufiger eine Aufteilung vorschlagen, die auch den Mitspieler zufriedenstellt. Gutgelaunte Spieler dagegen sind viel stärker auf sich selbst bezogen und werden häufiger als unfair empfunden.

Die von Joseph Forgas zusammengetragenen Befunde fügen sich zu einem Lob der schlechten Laune. Die Denkkraft, das Urteilsvermögen, der Antrieb und das soziale Verhalten zeigen nach oben, wenn die Stimmung in den Keller geht. Wenn man die Seele des Menschen mit ihren vielfältigen Facetten als Produkt der Evolution versteht, dann verwundert dies alles nicht. Auch weniger erfreuliche Gefühlsregungen sind im Gehirn des Menschen fest verankert, weil sie in bestimmten Lebenslagen einen Vorteil bieten. »Ich glaube, dass der negative Affekt häufig einen evolutionären Nutzen hat«, sagt Forgas. Miese Laune führe zu einer besonders sorgfältigen Verarbeitung von Informationen. Diese Befunde stehen im Widerspruch zu jenem Kult, den viele um die gute Laune machen. Dieses ständige Streben nach Glück könne sogar selbstzerstörerische Formen annehmen, warnt Psychologe Forgas. Ein »ausgewogeneres Gleichgewicht zwischen Kosten und Nutzen des positiven und negativen Affekts ist sowohl in der professionellen Praxis wie auch in der Popkultur schon seit langem überfällig.«

Ohne Schmerz würde man nicht lange leben

Menschen mit Depressionen können Trost daraus schöpfen, wenn sie erkennen, dass ihr Leiden einen Sinn hat. »Die Depression kann man mit körperlichem Schmerz vergleichen«, sagt Anderson Thomson.[6] Niemand wolle Schmerzen spüren, jedoch seien Menschen, die keinen Schmerz spüren können, nicht überlebensfähig. Er erzählt die Geschichte eines jungen Studenten, den er behandelte. Dieser sei zuvor bereits bei zwei anderen Ärzten gewesen, die seine Beschwerden aber als reine Störung der Hirnchemie betrachtet hätten. Thomson sprach ausführlich mit dem Studenten und wollte wissen, worüber er nachgrübelte. »Zeige mir deinen Konflikt«, forderte der Psychiater ihn auf – und erfuhr folgende Geschichte: Eine hübsche Studentin hatte zunächst Kontakt zu dem eher schüchternen Studenten gesucht, diesen aber dann urplötzlich wieder abgebrochen. Eine solche Geschichte kommt auf dem Campus einer großen Universität jeden Tag vor, aber der Student verlor ob dieser Zurückweisung jeden Halt und wurde depressiv. Denn es war für ihn, wie Thomson erfuhr, nicht die erste Zurückweisung gewesen. Der Student war kein Wunschkind, sondern kam als Nachzügler auf die Welt. Jedenfalls war er in der Überzeugung aufgewachsen, in seiner Familie nicht sonderlich erwünscht zu sein. Diese Überzeugung hatte sich im Laufe seines Lebens noch verfestigt. Er hatte wenige Freunde, bevor er an die Universität ging. Dort tat er sich, wie zu erwarten, ebenfalls schwer, Anschluss zu finden. Doch dann tauchte diese hübsche Studentin auf und flirtete sogar mit ihm – für den schüchternen jungen Mann war es eine ebenso ungewöhnliche wie erfreuliche Erfahrung. Umso größer war sein Schock, als die Studentin den Kontakt unvermittelt wieder abbrach. Seine Gefühle gingen also über Liebeskummer hinaus, urteilt Anderson Thomson. »Das Problem des jungen Mannes ist, wie er Kontakt zu anderen Menschen knüpfen kann.«

Selbsthilfe durch Schreiben

Um Menschen wie dem zurückgewiesenen Studenten zu helfen, ist es oft sinnvoll, wenn der Therapeut erst gar nicht versucht, das Grübeln zu unterbinden. Thomson nutzt das Ruminieren, um die Ursache des Problems herauszuhören. In Studien ließen andere Forscher Menschen mit Depressionen ihre Gedanken zu Papier bringen. Für einen Therapieversuch sollten Patienten ihre heftigsten Gefühle über ihre depressiven Phasen in einem Tagebuch aufschreiben.[7] Diese Einträge wurden von Gutachtern danach beurteilt, ob sie eine ausweichende und verdrängende Haltung ausdrückten und schwierige Emotionen eher wegschoben oder ob die Texte in den Tagebüchern erkennen ließen, dass der jeweilige Verfasser sich seinen Problemen stellt und nach Lösungen sucht. Diejenigen Patienten, die eher negative Gedanken zum Ausdruck brachten, taten sich schwer, ihre Depressionen zu überwinden. Umgekehrt wurden jene Menschen auf mittlere Sicht eher wieder gesund, die sich mit ihren Problemen auseinandersetzten. Doch während sie dies taten, ging es ihnen gar nicht gut und sie zeigten besonders starke Anzeichen einer Depression.

Diese Erkenntnisse veränderten den Blick der Forscher auf die Krankheit. Wenn ein depressiver Mensch eine Phase mit schweren Symptomen durchmacht, dann könnte dies durchaus ein positives Zeichen sein – ein erstes Zeichen der Besserung.

Tatsächlich haben psychologische Studien genau das gezeigt: Menschen mit depressiven Verstimmungen konnten diese besser überwinden, wenn sie ausgiebig über ihre Befindlichkeit schrieben. Dieses Phänomen ist auch der Grund dafür, dass eine Psychotherapie erfolgreich ist, wenn sie dem Patienten hilft, seine Probleme zu benennen und Verantwortung für seine Situation zu übernehmen. Im Unterschied zu Medikamenten wirkt eine gute Psychotherapie auch lange nach dem Ende der eigentlichen Behandlung – weil sie eben nicht bloß darauf abzielt, die Symptome kosmetisch zu korrigieren, sondern die Ursache der Depression gezielt angeht.

Pillen lösen keine Probleme

Aus diesem Grund stehen Psychiater wie Anderson Thompson Medikamenten gegen Depressionen skeptisch gegenüber. Medikamente könnten womöglich einen Patienten stabilisieren, aber sie reichten nicht aus, das Leiden zu überwinden. Gerade Menschen mit moderaten Depressionen erleiden nach Absetzen von Antidepressiva häufig Rückfälle. In einer Studie waren es 76 Prozent innerhalb eines Jahres.[8] Nach einer kognitiven Verhaltenstherapie erlitten dagegen nur 31 Prozent einen Rückfall. Ähnlich große Unterschiede beobachten Psychologen immer wieder: Nach guten Verhaltenstherapien erleiden nur halb so viele Patienten einen Rückfall wie nach der Einnahme von Pillen gegen Depressionen.

Liegt es daran, dass die Medikamente das Grübeln unterdrücken – und es dem Patienten auf diese Weise erschweren, sein Problem zu lösen? Wenn es also so ist, dass Depressionen einen Sinn haben und die gängigen Medikamente nicht recht wirken, dann liegt die Erklärung auf der Hand: Die Medikamente stören einen Vorgang, der auch nützliche Seiten hat – das Grübeln. Ebenso würde dies erklären, warum die Bilanz der Antidepressiva so durchwachsen ist. Die klinische Wirksamkeit liegt in vielen Fällen kaum höher als der Effekt von Scheinmedikamenten (Placebos), weshalb etliche Psychiater Antidepressiva nur zur Behandlung wirklich schwerer Depressionen empfehlen.

Mediziner bauschten Daten aus Studien zur Wirksamkeit dieser Mittel auf, um die angebliche Wirkung besonders groß erscheinen zu lassen. Das ging so: Die positiven Effekte präsentierten sie in Fachartikeln – während sie die negativen in der Schublade verschwinden ließen. So ist ein Zerrbild entstanden: 94 Prozent der veröffentlichten Studien bescheinigen den Antidepressiva eine bessere Wirksamkeit als Placebos. Doch wenn man unveröffentlichte Studien hinzunimmt, dann zeigen nur noch 51 Prozent der Daten einen Vorteil für die Antidepressiva. Eine sorgfältige Analyse von Daten aus Studien der staatlichen Gesundheitsbehörde FDA in den Vereinigten Staaten von Amerika ergab ein ernüchterndes Bild: Demnach wirken

Antidepressiva nicht nennenswert besser als Tabletten aus Zucker.[9]

Medikamente können also bei der Lösung der vielen verwickelten und vertrackten sozialen Probleme, die das Leben für jeden von uns bereithält, häufig nicht helfen. Nicht etwa einen gestörten Serotoninspiegel, sondern soziale Konflikte halten Evolutionspsychologen für die wichtigsten Auslöser von Depressionen. Der Mensch war von Natur aus noch nie ein Einzelgänger und lebte in der Steinzeit in Gruppen – die von der Größe her übrigens dem Freundes- und Bekanntenkreis heute lebender Menschen entsprochen haben dürften. Er teilte sich mit den anderen die Nahrung und half, die Kinder zu hüten und Gefahren von der Gruppe abzuwehren.

Zur gleichen Zeit bevorzugte die natürliche Auslese jedoch jene Gruppenmitglieder, die sehr wohl ihre eigenen Interessen durchsetzen konnten und auf diese Weise einen höheren Status erlangten und mehr Partner fanden. Im Laufe der Evolution »waren Menschen sozialen Dilemmas ausgesetzt«:[10] Das Überleben hing davon ab, im entscheidenden Moment auch einmal egoistisch zu sein. Ebenso wichtig war es jedoch, die Regeln der Kooperation nicht zu verletzen, um seinen Platz in der Gruppe nicht zu gefährden.

Unnötige Konflikte schmerzen am stärksten

Und so haben sich immer wieder Dramen abgespielt, etwa wenn es um sexuelle Untreue ging: Eine Mutter mit kleinen Kindern fand heraus, dass ihr Mann eine Affäre mit einer anderen Frau hatte. Sie konnte darüber hinwegsehen, weil ihr Mann sich gleichwohl um die Kinder kümmerte. Oder sie konnte ihn zur Rede stellen und von ihm verlangen, den Kontakt zu der anderen Frau abzubrechen – um das Risiko, dass er sie mit den Kindern sitzenließ. Und wie sollte sich ein Mann verhalten, der herausfand, dass seine Frau eine Beziehung zu einem anderen, stärkeren Mann hatte? Er hätte dies tolerieren und weiterhin beim Aufziehen der Kinder helfen können, die vielleicht gar nicht alle von ihm waren. Oder er konnte den Rivalen zur Rede stellen – und eine gefährliche Niederlage riskieren.

Es sind solche Entscheidungsnöte, die einen schwermütig machen. Die gestörte Beziehung zu einem Mitmenschen geht gehäuft mit Depressionen einher. Je näher einem die Person steht, desto schlimmer ist es. Unglücklich verheiratete Menschen haben ein 40-fach erhöhtes Risiko für eine Major Depression. Ein Konflikt mit einem Menschen, den man sonst eigentlich sehr schätzt, schmerzt besonders. Und Probleme, die man eigentlich hätte vermeiden können, gehen tiefer als Streitfälle, die man auch im Nachhinein als unausweichlich bezeichnet. Die heftigen Symptome scheinen das Grübeln darüber zu spiegeln, wie man eine ähnlich missliche Situation in der Zukunft vermeiden könnte.

Im Zuge der Menschwerdung haben die Menschen lernen müssen, mit depressiv machenden Situationen umzugehen. Bestimmte Probleme lassen sich eben nicht ohne weiteres lösen, und der Seelenschmerz verschwindet nicht sogleich, während man über einen Ausweg nachgrübelt. Und vielleicht findet man die Lösung eben dann erst, wenn man langsam und analytisch vorgeht – und lernt, die psychische Pein auszuhalten, bis der Ausweg gefunden ist.

Diesem Schmerz konnten die Menschen in früheren Zeiten nicht ausweichen, und vermutlich waren sie darauf gefasst, depressive Phasen auszuhalten. Doch in der heutigen Gesellschaft finden sich scheinbar leichte Auswege. Die einen bekämpfen seelische Pein mit Alkohol, andere konsumieren Drogen. Und wenn Psychiater und die Mitarbeiter pharmazeutischer Firmen die Depression als bloße Störung der Gehirnchemie darstellen, die mit Medikamenten zu behandeln sei, dann kann einen das ebenfalls daran hindern, das Leiden zu überwinden.

KAPITEL 11 **Zwischen Wahn und Wechsel**

Frauen bergen ein Geheimnis – sie leben sechs bis sieben Jahre länger als Männer. Sie haben weniger Unfälle und Herzinfarkte, sie klagen seltener über Rückenschmerzen und sind widerstandsfähiger, sie rauchen weniger und trinken nicht so viel.

Die Gesundheit der Frauen ist beneidenswert – wenn da nicht die Psychiatrie wäre: Weiblich zu sein, das ist mit einem erhöhten Risiko verbunden, eine psychiatrische Diagnose zu bekommen. Für eine Frau ist es doppelt so wahrscheinlich, Antidepressiva verschrieben zu bekommen, wie für einen Mann. Um zu verstehen, warum das so ist, lohnt ein Blick zurück. In der Geschichte der Medizin hatten traditionell Männer das Sagen – und Frauen galten aus Tradition als das »verrückte Geschlecht«.

Die Erfindung der Hysterie ist dafür ein gutes Beispiel. Die ersten hysterischen Patienten waren ausnahmslos Frauen, was dem Leiden seinen Namen gegeben hat. Denn *hystera* ist das griechische Wort für Gebärmutter. Und diese Gebärmutter, das redeten die Ärzte ihren Patientinnen ein, sei kein gewöhnliches Organ, sondern eher eine Art lebendes Tier. Dieses Tier wandere durch den Körper und verursache Ticks, Tobsuchtsanfälle, Zuckungen, Krämpfe, sexuelle Begierde, Melancholie und Irrsinn. Der Pariser Arzt Jean-Baptiste Louyer-Villermay verfasste ein

Standardwerk über die Hysterie und befand kurz und bündig, dass »bei der Hysterie die Gebärmutter das erkrankte Organ ist und die Hauptrolle spielt«.[1]

Später kam die sogenannte Reflextheorie in Mode, wonach die Gebärmutter und das Gehirn miteinander verbunden seien. Über diese Verbindung könne die Gebärmutter nun Reflexe und Irritationen ins Gehirn der Frau schicken – und auf diese Weise nervöse und psychiatrische Beschwerden auslösen. Die Reflextheorie war in den Worten des Medizinhistorikers Edward Shorter ein Mischmasch von Lehrsätzen, welche »die Frau auf den Status eines uterusgesteuerten Automaten herabstuften«.

Skalpell gegen Psychosen

In den Jahren zwischen 1850 und 1900 gaben sich viele Psychiater und Gynäkologen davon überzeugt, die Gebärmutter, aber auch die Eierstöcke seien Auslöser von Psychosen. Diesem »unterleibsbedingten Irresein« (so Edward Shorter) wollten die Mediziner beikommen, indem sie kurzerhand die weiblichen Geschlechtsorgane herausschnitten. Sie entfernten die Gebärmutter operativ (Hysterektomie) oder die Eierstöcke (Ovarektomie) oder beides zusammen – Wahnsinn mit dem Skalpell.

Gegen Ende des 19. Jahrhunderts wurden Frauen, die angeblich psychisch krank waren, solchen Operationen routinemäßig ausgesetzt. Ein junger Assistenzarzt einer Anstalt in Andernach am Rhein konstatierte anno 1883: »Es wird ja kaum eine Frau, zumal aus den besseren Ständen, der Irrenanstalt zugeführt, ohne dass dieselbe entweder schon gynäkologisch behandelt worden oder wenigstens als muthmasslich unterleibsleidend von Arzt und Verwandten angesehen wird.«

Diese Unterleibsoperationen wurden anfangs noch von Gynäkologen außerhalb der Anstalten angeboten, aber schließlich auch von Ärzten in den »Irrenhäusern« (wie sie damals hießen) selbst durchgeführt. Mit anderen Worten: Viele Frauen, die in Nervenheilanstalten eingeliefert wurden, verloren dort nicht unbedingt den Verstand, sondern diverse Teile des Genitalapparats.

Frauen trifft die Menopause

Nach den Unterleibsorganen wandten sich die Ärzte einer anderen Besonderheit des weiblichen Körpers zu, dem unweigerlichen Erlöschen der Reproduktionsfähigkeit, das spätestens im sechsten Jahrzehnt des Lebens eintritt. Zur Menopause kommt es, weil der Vorrat der Eizellen begrenzt ist.

Wenn ein weibliches Baby geboren wird, dann hat es etwa eine Million Eizellen. Doch bis zur Pubertät verkümmern viele von ihnen, so dass bei Einsetzen der Monatsblutung noch ungefähr 300 000 Eizellen in der Rinde des Eierstocks vorhanden sind. Während der ungefähr 35 Jahre, in denen eine Frau sich fortpflanzen kann, kommt es in den etwa 450 Zyklen noch zu einer weiteren Abnahme der Zahl der Eizellen, so dass der Vorrat eines Tages aufgebraucht ist. Das Fehlen der Eizellen führt dazu, dass im Eierstock kaum mehr weibliche Hormone (Östrogene) gebildet werden. In der Folge bleibt die Regelblutung aus, und die Menopause setzt ein. Diese hormonellen Veränderungen sind »nicht Resultat einer pathologischen Situation, sondern ein physiologischer Vorgang, der als reproduktive Seneszenz der Frau bezeichnet wird«, sagt die Anthropologin Sylvia Kirchengast von der Universität Wien.[2] Wenn man ein mittleres Menopausenalter von 51 Jahren annimmt und die Lebenserwartungen betrachtet, dann verbringt eine gesunde Frau etwa 30 Jahre und mehr als 30 Prozent der Lebenszeit in der Postmenopause.

So weit, so gut – nur sehen etliche Ärzte in den westlichen Gesellschaften darin etwas Widernatürliches. Die Menopause haben sie in einen behandlungswürdigen Zustand umgedeutet, für den sie den Sammelbegriff »Klimakterisches Syndrom« erfunden haben. In den USA hat sich der Arzt Robert Wilson besonders hervorgetan und die Menopause als regelrechte Hormonmangelkrankheit beschworen. Die Zufuhr von Östrogenen wirke umgekehrt wie ein Jungbrunnen auf Körper und Seele. In seinem 1966 erschienenen Bestseller *Feminine Forever* jubilierte Wilson: Dank der Hormontherapie könnten Frauen »verlängertem Wohlbefinden entgegensehen und ausgedehnter Jugend«. Und in einer medizinischen Fachzeitschrift pries er, wie praktisch es auch für den Mann sei, wenn die Frau Östrogene schlucke. »Brüste und Genitalien werden nicht schrumpeln. Das Zusammenleben mit solchen Frauen wird überaus angenehm sein, und sie werden weder dumm noch unattraktiv.«

In seiner Mission war Robert Wilson nicht auf sich allein gestellt, was allerdings erst im Jahre 2002 bekannt wurde. Damals beichtete Wilsons Sohn der Öffentlichkeit pikante Hintergründe: Die Pharmafirma Wyeth Ayerst hatte Robert Wilsons Arbeiten an *Feminine Forever* bezahlt und überdies die Stiftung »Wilson Research Foundation« gesponsert. Als diese finanzielle Verstrickung publik wurde, war die Firma Wyeth (so der heutige Name) freilich schon der weltgrößte Hersteller von synthetischen Hormonen.

Als Mittel gegen Hitzewallungen, Nervosität und depressive Verstimmungen waren Östrogenprodukte große Verkaufserfolge. Es wurde in den Gesellschaften des Westens völlig normal, dass Frauen von einem gewissen Alter an Hormonpräparate zu sich nehmen. In einer Patientenbroschüre der Firma Solvay Arzneimittel heben die Autoren den angeblichen Effekt der Hormonpräparate aufs Gehirn der Frau hervor: »Neuere Untersuchungen lassen darauf schließen, dass eine Östrogentherapie neben den bereits bekannten schützenden Effekten auch dazu beitragen kann, der Alzheimerkrankheit vorzubeugen. Bei dieser Erkrankung lässt die Hirnleistung nach und geht schließlich ganz verloren (geistiger Verfall).«[3] Und anlässlich des »World Congress on the Menopause« wies die Firma Schering darauf hin, dass ein bestimmtes neues Produkt nicht nur »die typischen klimakterischen Beschwerden wie Hitzewallung, Schweißausbrüche und Antriebslosigkeit lindert, sondern darüber hinaus einen positiven Effekt auf Haut und Haare sowie auf geistige Leistungsfähigkeit und das Schlafverhalten hat«.[4]

Gefahr durch Hormone

Diese Heilsversprechen wären vielleicht immer so weiter verbreitet worden, wenn die Industrie den Bogen nicht überspannt hätte. Doch in den Vereinigten Staaten versuchte die Firma Wyeth ihre Hormonprodukte auch als Mittel gegen Herzleiden anerkennen zu lassen. Das ging aber nur mit einer klinischen Studie. Und so nahmen mehr als 2700 Frauen an der »Heart and Estrogen/progestin Replacement Study« (HERS) teil. Alle Frauen bekamen ein Mittel. Allerdings wussten sie nicht, ob es sich um das tatsächliche Hormon oder um eine Zuckerpille (Placebo) handelte. Das Ergebnis war beunruhigend: Die Frauen in der Hormongruppe hatten viel häufiger Probleme mit dem Herzen als die Frauen in der Placebogruppe.

Kurz darauf zertrümmerte dann eine andere Studie den Mythos von den heilsamen Hormonen endgültig. Eine Studie namens »Women's Health Initiative« mit 16 000 Frauen musste aus ethischen Gründen vorzeitig abgebrochen werden, um die daran teilnehmenden Frauen nicht länger zu gefährden. Denn bei einer ersten Bilanz war herausgekommen: Die Hormonpräparate schadeten mehr als sie nutzten. Frauen, die ein gängiges Kombinationspräparat (aus Östrogenen und Gestagenen) nahmen, erkrankten viel häufiger an Herzinfarkt, Schlaganfall und Brustkrebs als Frauen, die keine Hormonprodukte nahmen. Und auch der immer wieder behauptete Einfluss auf die Psyche der Frau erwies sich als Trugbild: Das Hormonpräparat hatten keinen messbaren Einfluss auf das mentale Befinden und die Gemütsverfassung.

Über die Ergebnisse dieser Studien berichteten Medien in der ganzen Welt. Das Konzept der Hormonersatztherapie war erschüttert – in den westlichen Staaten ging der Konsum von Östrogenpräparaten schlagartig nach unten. In Deutschland etwa sank die Zahl der verkauften Packungen des bis dahin beliebtesten Präparats binnen weniger Jahre auf 14 Prozent des Ausgangswertes. Und nachdem die Verordnungszahlen der Hormonpräparate im Keller waren und dort blieben, sank in den Vereinigten Staaten von Amerika, in Kanada, Deutschland und anderen Ländern die Brustkrebshäufigkeit. Das ist ein weiterer Beweis für das krebsfördernde Potential dieser Hormonpräparate. Was für eine erbärmliche Bilanz für ein Produkt, das Heilmittel sein will. Der Verzicht auf Hormonpräparate macht Frauen nicht etwa kränker, sondern gesünder.

Andere Länder, andere Leiden

In vielen Kulturen empfinden Frauen die Menopause übrigens als natürliches Phänomen, das den Beginn eines neuen, durchaus erstrebenswerten Lebensabschnitts markiert. Sie sehen sich von der Last des Kinderkriegens und von gesellschaftlichen Einschränkungen befreit. Kein Wunder, dass die Frauen die natürliche Phase der Menopause als positiv erleben und nicht mit Beschwerden in Verbindung bringen.

Die Tage vor den Tagen

Psychiater wenden sich unterdes jüngeren Frauen zu und warnen vor einer seelischen Störung, die jeden Monat auftritt: Vor der Menstruation – »prämenstruell« – würde die geschlechtsreife Frau an Reizbarkeit, Spannungen und Depressionen leiden. Unter dem Namen »Molimina menstrualia« erregte das vermeintliche Übel schon früh das Interesse der Mediziner – und wurde durch die Entfernung der Eierstöcke behandelt. Cesare Lombroso, ein bekannter Gerichtsmediziner aus Italien, urteilte zu Beginn des 20. Jahrhunderts: »Während der Menstruation ist das Weib zu psychischer und physischer Arbeit untauglich, zum Zorne und zur Lüge geneigt.«

Damit eröffnete Lombroso einen Markt, auf dem nicht nur Psychiater, sondern auch Mitarbeiter pharmazeutischer Firmen Geld verdienen möchten. In einem Ratgeber versicherte die Schaper und Brümmer GmbH mit Sitz in Salzgitter: »Das Prämenstruelle Syndrom ist keine Scheinkrankheit, hat nichts mit Hysterie zu tun und lässt sich auch nicht mit einem ›Jetzt reiß dich doch zusammen‹ aus der Welt schaffen. Immerhin fühlen sich rund 80 Prozent aller Frauen in den Tagen vor den Tagen vor ihrer Periode negativ beeinflusst. Bei schätzungsweise 40 Prozent treten sogar erhebliche, das körperliche oder auch das seelische Wohlbefinden beeinträchtigende Beschwerden auf.« Das würde bedeuten: Die Frauen sind in den gebärfähigen Jahren die Hälfte der Zeit psychisch gestört, weil das prämenstruelle Syndrom (PMS) bereits zwei Wochen vor der Menstruation auftreten kann. Viele Frauen würden schon bei Kleinigkeiten aus der Haut fahren und könnten den Alltag nicht mehr bewältigen. Für die Partner der betroffenen Frauen ist das der Firma zufolge kein Spaß: »Viele Männer sehen dieser monatlichen Phase ihrer Partnerin oft schon mit Schrecken entgegen und reagieren mehr oder weniger hilflos.«

Die Bayer Pharma AG spricht auf einer von ihr verantworteten Website von der »prämenstruellen Dysphorie (engl.: premenstrual dysphoric disorder; PMDD)«. Diese gehe mit »Gefühlen großer Hoffnungslosigkeit oder starker Gereiztheit« einher. Manchmal sei »das operative Entfernen der Eierstöcke ein Mittel« gegen PMDD. Ansonsten könnten bestimmte Hormonpräparate die Symptome lindern.[5]

Weder mit dem Skalpell noch mit Hormonen wollten Mitarbeiter der pharmazeutischen Firma Eli Lilly der PMDD begegnen, sondern mit einem Psychopharmakon. Dazu freilich haben sie gleichsam alten Wein in einen neuen Schlauch gegossen: Als vor einiger Zeit das Patent für das Produkt »Prozac«, das zwei Milliarden US-Dollar Umsatz im Jahr machte, ablief, packten sie den Prozac-Wirkstoff in eine andere Pille, die sie »Sarafem« nannten – und als scheinbar neues Mittel gegen PMDD auf den Markt brachten. »Reizbarkeit, Traurigkeit, jähe Stimmungsumschwünge … Sie könnten PMDD haben. PMDD, die prämenstruelle dysphorische Störung, ist eine eigene Krankheit«, teilte die Firma Lilly auf einer Website mit, die einen Fragebogen zur Selbstdiagnose enthielt.[6]

Arzneimittelbehörden in verschiedenen Ländern ließen Medikamente gegen PMDD zu. Dieser Umstand gehörte übrigens zu den Argumenten, als einige Mediziner (mit finanziellen Verbindungen in die Industrie) vorschlugen, das Leiden in das DSM-5 aufzunehmen. In der alten Ausgabe stand PMDD noch im Anhang des Klassifikationssystems: als weiter zu erforschendes Leiden. Um die Diagnose stellen zu können, sollten demnach fünf von elf Symptomen in der letzten Woche der Lutealphase zu beobachten sein. Sich traurig oder angespannt fühlen, häufiges Weinen oder Reizbarkeit, Ärger, Wut, abnehmendes Interesse an Aktivitäten, Ermüdbarkeit, Essen über den Hunger oder Lust auf bestimmte Lebensmittel, Konzentrationsschwierigkeiten, Schlafsucht oder -störung, das Gefühl des Überwältigtseins sowie Kopfweh, Gelenkschmerzen und andere körperliche Anzeichen gehören zu den Symptomen, aus denen der Psychiater auswählen kann. »Die Beeinträchtigung der sozialen Beziehung kann sich in Ehestreitigkeiten oder Problemen mit Freunden und Familie manifestieren.«[7]

Heute steht PMDD als eigenständige seelische Störung im DSM-5, was einer dramatischen Vermehrung der Zahl der Patientinnen gleichkommt. Weltweit sollen nämlich 3 bis 5 Prozent aller Frauen im gebärfähigen Alter PMDD haben. Und das ist nicht alles: An der prämenstruellen Störung (PMS), einer angeblichen Vorstufe von PMDD, sollen 30 bis 50 Prozent der Frauen erkrankt sein.

Verrückt, böse – PMS?

Es sind vor allem Ärztinnen, Psychologinnen und Soziologinnen, die das für irre halten. PMS sei das Beispiel einer fabrizierten Krankheit, »wo sich medizinische Kenntnisse und die kulturelle Bewertung der Menstruation verbinden, um prämenstruelle Frauen als verrückt, böse und gefährlich darzustellen«, sagen Marlee King und Jane Ussher vom Centre for Health Research der University of Western Sydney in Australien.[8] Tatsächlich ist PMS ein auf die westlichen Industriestaaten begrenztes Syndrom, zumal die Menstruation in Ländern wie Indien und China als das angesehen wird, was sie wohl auch ist: als ein natürlicher Vorgang. Frauen in diesen Kulturen berichten durchaus von Schmerzen und Müdigkeit, aber kaum von »negativen prämenstruellen Stimmungen oder ›PMS‹«.[9] Allerdings kann sich die Wahrnehmung verändern. Eine Studie unter eingewanderten Frauen in den Vereinigten Staaten von Amerika hat ergeben: Je länger eine Frau in diesem Land lebte, desto größer wurde ihr PMDD-Risiko.

Es bestehen freilich berechtigte Zweifel, ob das Bild von der prämenstruellen, anstrengenden Frau überhaupt von der Wirklichkeit gedeckt ist. Wissenschaftler haben 41 Studien, in denen es um den Zusammenhang zwischen Menstruationszyklus und Stimmung ging, gründlich untersucht – demnach fehlen belastbare Hinweise, dass so etwas wie PMS überhaupt existiert. Von den 41 ausgewerteten Studien zeigten gerade einmal sechs (oder 13,5 Prozent) überhaupt irgendeinen Zusammenhang zwischen schlechter Stimmung und der prämenstruellen Phase. Und ausgerechnet diese sechs Arbeiten waren methodisch anfechtbar, weil die Probandinnen genau wussten, worum es in der jeweiligen Studie ging (die Studien waren nicht verblindet). Deshalb waren sie voreingenommen. Sie erzählten den Studienautoren womöglich, was diese hören wollten, und haben auf diese Weise die Ergebnisse der Studien verfälscht. Die beteiligte Psychologin Gillian Einstein von der University of Toronto sagt: »Sogar bevor Frauen ihre erste Periode bekommen, haben sie schon von PMS gehört. Die Vorstellung davon ist so tief in unserer Kultur verwurzelt, dass ein paar dieser Studien tatsächlich beeinflusst sind, weil Frauen wissen, dass die Studie über PMS ist.«[10] Nicht alle Probleme dürfen mit der prämenstruellen Phase erklärt werden, vielmehr müssen auch andere Einflüsse auf die Stimmung berücksichtigt werden: Stress, fehlende soziale Unterstützung, wirtschaftliche Schwierigkeiten, körperliche Beschwerden. Gillian Einstein erklärt: »Es gibt so viel kulturelles Gepäck, was die Menstruationszyklen von Frauen angeht. Und ganze Industriezweige sind um die Idee herum entstanden, dass Frauen launisch, unvernünftig, sogar labil sind in der Phase vor dem Einsetzen der Menstruation.«

Frohe Tage vor den Tagen

Und umgekehrt finden viele Frauen die Gefühle, die sie in den Tagen vor den Tagen haben, gar nicht schlimm. Das ist herausgekommen, als Gesundheitsforscherinnen mit 47 Frauen ausführliche Interviews führten.[11] Manche berichteten sogar völlig gegenteilig: »Bevor ich meine Periode bekomme, fühle ich mich nur high und happy. Aus irgendeinem Grund will ich die ganze Zeit nur lächeln«, sagte eine junge Frau namens Hannah. Eine andere Frau erklärte, sie sei in dieser Phase viel nachsichtiger gegenüber anderen Leuten, selbst wenn sie diese Personen gar nicht sonderlich möge. Und eine Frau namens Kristen gab an, sie nutze die Phase, um es sich gutgehen zu lassen. Sie sagte: Wenn ich spüre, dass ich meine Tage bekomme, dann »verwöhne ich mich sehr in dieser Zeit. Ich sitze länger im Bett, dusche mich warm, setze mich aufs Sofa und lege ein Kissen unter den Rücken ... ich mache eine Pause und entspanne mich. Und ich glaube, es ist gut, auf deinen Körper zu achten.«

Das Gefühl, etwas mehr Spannung im Körper zu haben, gefiel manchen jungen Frauen, zumal sie sich dadurch sexuell leichter erregbar fühlten. Zusammengenommen ergibt die Studie ein Bild der prämenstruellen Phase, das nicht sonderlich nach Krankheit aussieht. Die meisten der 47 befragten Frauen hatten vor ihrer Regel positive Empfindungen, wofür sie eine Fülle von Gründen anführten: Sie waren besonders glücklich und voller Tatendrang; sie spürten, wie sich ihre Spannung löste; sie fühlten sich attraktiver und verführerischer als sonst.

Das klimakterische Syndrom und die PMDD haben dazu beigetragen, Frauen als psychisch labile Wesen darzustellen, die es keinem mehr recht machen können. Wenn sie viel Liebe haben wollen, dann gelten sie als nymphoman oder sexsüchtig. Wenn sie keine Liebe machen wollen, dann bekommen sie die Diagnose »HSDD«. Das steht für

»Hypoactive Sexual Desire Disorder« und ist ein Leiden, das gerade erfunden wird. Es soll Pharmafirmen dereinst Milliardenumsätze bescheren. Einige Unternehmen testen Psychopharmaka, die die Begierde der Frau entfachen sollen. Es wäre ein rosafarbenes Lustmittel.

Die krankmachenden Einflüsse auf die Frauenseele sind vielfältig. In Anzeigen für Antidepressiva etwa wird die Art und Weise, wie Frauen mit Ereignissen wie Heirat, Mutterschaft, Menstruation und Menopause umgehen, mehr und mehr als psychiatrische Störung dargestellt. Das läuft nach einem bestimmten Drehbuch ab: Am Anfang haben Frauen entweder Schwierigkeiten, einen Partner zu finden, oder sie sind unglücklich verheiratet. Dann beginnen sie pharmakologische Stimmungsaufheller zu nehmen – und schon haben sie Verehrer gefunden oder ihre Ehe gerettet. Antidepressiva werden als scheinbar feministische Medikamente dargestellt, indem sie freudlose, niedergedrückte Naturen in erfolgreiche und zufriedene Persönlichkeiten verwandeln. Es ist zu befürchten, dass in dieses Script in der Zukunft noch weitere Drehorte hineingeschrieben werden. Die Präpubertät, Pubertät, Periadoleszenz, Peripostadoleszenz, Perimenopause, Präperimenopause, Prämenopause, Postperimenopause, Postmenopause.

In biologischer Hinsicht fehlen Belege, dass das weibliche Gehirn von Natur aus anfälliger wäre für psychische Störungen als das männliche. Im Gegenteil, die meisten Frauen sind Befragungen zufolge mit ihrem Leben äußerst zufrieden und alles andere als depressiv. Vielleicht ist das ja das Geheimnis ihres langen Lebens.

Männer im Klimakterium

Auf dem weißen Zelt stand »Mann oh Mann«. Wer sich hineintraute, der konnte lernen, warum er so traurig ist. »Gestörtes Wohlbefinden im Sinne von depressiver Verstimmung, Antriebslosigkeit oder Konzentrationsschwäche« würden zu den Erscheinungen eines Leidens namens »Testosteronmangel-Syndrom« gehören.[12] Und von diesem Syndrom sei jeder dritte Mann der Über-sechzig-Jährigen betroffen.

Das weiße Zelt tourt durch Einkaufszentren und andere Orte in ganz Deutschland. Männer in den besten Jahren können darin kostenlos den Testosteronspiegel in ihrem Blut bestimmen lassen. Und sie erfahren, was man gegen den Hormonmangel und die damit verbundenen körperlichen und seelischen Probleme tun kann: Man könnte sich mehr bewegen – oder man könnte sich eine Salbe voller Testosteron auf die Haut schmieren.

Die von der »Deutschen Gesellschaft für Mann und Gesundheit« ins Leben gerufene Testosteronberatung gibt es nicht aus reiner Barmherzigkeit. Nein, im wahrsten Sinne des Wortes soll auch etwas an den Mann gebracht werden. Schließlich wird die »Deutsche Gesellschaft für Mann und Gesundheit« von der Firma Jenapharm finanziell gefördert. Und diese Firma ist just der führende Anbieter von Testosteron-Gelen.

Insgesamt verkaufen fünf Firmen das Männlichkeitshormon zum Einreiben – und das Geschäft läuft wie geschmiert. Das offenbaren die Verordnungszahlen der gesetzlichen Krankenversicherung, die das Wissenschaftliche

Institut der AOK ausgewertet hat:[13] Die Zahl der Rezepte für Testosteron-Gele hat sich binnen acht Jahren mehr als verdreifacht. Zuletzt waren es 390 000 Tagesdosen pro Jahr. In Deutschland kostet eine Monatspackung des Gels um die 60 Euro.

Auch in der Schweiz oder etwa in den Vereinigten Staaten von Amerika verkaufen sich die Mittel gut. Eine Erhebung unter mehr als zehn Millionen Mitgliedern einer US-Krankenkasse hat ergeben: Fast 3 Prozent aller Männer über 40 wird inzwischen Testosteron verschrieben. Doch die Analyse brachte auch ans Licht: Die meisten Verschreibungen sind aus medizinischer Sicht gar nicht notwendig. Der Trend zum Testosteron birgt sogar Risiken. Im Übermaß zugeführtes Männlichkeitshormon fördert das Entstehen von Prostatakrebs und begünstigt Herzinfarkt und Schlaganfall. Das Fachblatt *Jama Internal Medicine* warnte eindrücklich vor einem »unkontrollierten Massenexperiment, das Männer dazu verführt, sich den Schäden einer Behandlung auszusetzen, die ihre Probleme kaum löst«.[14]

Das Geschäft mit den Testosteron-Gelen ist ein Lehrstück dafür, wie pharmazeutische Firmen psychische Befindlichkeiten aufbauschen, um ihren Produkten neue Märkte zu erschließen.

Männer mit Hypogonadismus, deren Hoden zu wenig oder gar kein Testosteron herstellen, profitieren tatsächlich von Testosteronpräparaten. Darüber sind sich die Experten einig. Doch nur wenige Männer leiden ernsthaft unter Hypogonadismus. Und so machten sich Ärzte und Mitarbeiter pharmazeutischer Firmen, als das neuentwickelte

Testosteron-Gel auf den Markt kam, auf die Suche nach einem anderen Leiden. Sie erfanden eine psychische Störung mit einem hormonellen Auslöser – die Wechseljahre des Mannes.

Die Vorstellung vom männlichen Klimakterium (von griechisch klimakter: Leitersprosse) spukte freilich schon durch die Antike. Das 63. Lebensjahr hielten Römer für eine gefährliche Klippe – und gratulierten einander, wenn das »annus climactericus maximus« überstanden war.

Vor 100 Jahren behaupteten dann einige Psychiater, der Mann mache Menopause – was zu einem merkwürdigen Verhalten führe, zu einem zuvor unbekannten Hang zur Weinerlichkeit. Der Berliner Nervenarzt Kurt Mendel (1874 bis 1946) schrieb über die Wechseljahre des Mannes: Im Laienpublikum sowie unter Ärzten sei wohl kaum bekannt, dass »es bei Männern am Ende der vierziger Jahre oder im Verlaufe ihres sechsten Lebensdezenniums nicht selten zu psychischen und nervösen Störungen kommt, die in Form und Art ihres Auftretens sowie bezüglich Verlaufs und Prognose den ›Molimina climacterica‹ der Frauen durchaus gleichen«. Insbesondere sei das Gemüt betroffen. So wie sich im Klimakterium der Frau sehr häufig Reizbarkeit und eine Abnahme der geistigen Beweglichkeit einstelle, so zeige der Mann »gerade ganz dieselben psychischen Störungen«: Gegen diese Wechseljahrsbeschwerden ging Nervenarzt Mendel phantasievoll vor. Er schrieb: »Mit gutem Nutzen verordnete ich Fichtennadelbäder, kohlensaure Soolbäder, Brom, Brom + Jod, Validol, auch Opium (bei starkem Angstgefühl), wandte Galvanisation des Kopfes, elektrische Dusche und Körperfaradisation an, ließ kalte Abreibungen machen, Luftbäder nehmen.«[15]

Einige Jahre später wurde die psychische Labilität im männlichen Klimakterium damit erklärt, dass Hormone fehlten. Das lag an den Fortschritten der Drüsenforschung. Chemiker gewannen Testosteron aus Tonnen von Stierhoden und Hektolitern Männerharn, ehe es ihnen 1935 gelang, das begehrte Hormon im Labor künstlich herzustellen. »Doch erst Ende der 1960er Jahre begann sich im Zuge der expandierenden Andrologie die medizinische Aufmerksamkeit erneut dem männlichen Klimakterium zuzuwenden«, schreibt der Medizinhistoriker Hans-Georg Hofer von der Universität Bonn.[16] Wortschöpfungen wie Andropause und Padam (für partielles Androgen-Defizit des alternden Mannes) machten die Runde.

So richtig brach das Männerleiden aus, als Wissenschaftler vor einigen Jahren Methoden entwickelten, Testosteron nicht nur als Spritze und Pflaster zu verabreichen, sondern auch als Gel. Dieses ließ sich einfach in die Haut einmassieren. Flugs wurde, passend zum Produkt, eine neue Volksseuche ausgerufen. In Bezug auf die Wechseljahre des Mannes verkündete die Firma Jenapharm im März 2003: »Epidemiologische Schätzungen gehen von mindestens 2,8 Millionen Betroffenen in Deutschland aus.«

Als bezahlten Redner ließ Jenapharm auf einer Pressekonferenz zum Testosteron-Gel Hermann Behre auftreten, der das Zentrum für Reproduktionsmedizin und Andrologie des Universitätsklinikums Halle leitet. Abgesehen vom Einsatz solcher Meinungsbildner nutzen pharmazeutische

Firmen das Internet, um Krankheiten in der Bevölkerung bekannt zu machen. Jenapharm betreibt die Website testosteron.de und fischt dort nach Patienten. »Antriebslos, Hitzewallungen, kein sexuelles Verlangen mehr?«, heißt es, und weiter: »Dann machen Sie den Test online.«[17]

Es folgen 18 Fragen zu Schmerzen, Schwitzen, Schlafen, Reizbarkeit, Nervosität, Ängstlichkeit, Panikgefühlen, depressiver Verstimmung. Selbst wer immer nur »mittlere Beschwerden« angibt, erhält eine Ferndiagnose, wonach die Beschwerden »insgesamt stark ausgeprägt« seien – gefolgt von dem dringenden Rat, einen Doktor aufzusuchen.

Und so fragen immer mehr Männer beim Arzt nach dem Testosteron-Gel. »Die Indikation wird ausgeweitet – auch von den Patienten selbst«, berichtet Wolfgang Weidner, der die Abteilung für Urologie, Kinderurologie und Andrologie des Universitätsklinikums Gießen und Marburg leitet. Weidner verschreibt das Gel lediglich bei Hypogonadismus sowie bei solchen Erektionsstörungen, bei denen selbst das Potenzmittel Viagra nicht wirkt. Nicht aber bei bloßen Befindlichkeiten. Er sagt: »Testosteron-Gel für den Lifestyle, zur Verbesserung der Lebensqualität zu verschreiben – da bin ich misstrauisch.«

Auch Heiner Mönig, der den Bereich Endokrinologie der Universitätsklinik Schleswig-Holstein in Kiel leitet, ist skeptisch: »Viele Männer haben einen für ihr Alter normal niedrigen Testosteronspiegel. Wenn sie Beschwerden haben, dann liegt es nicht an einem Hormonmangel; sondern dies kann viele andere Gründe haben.« In der Tat führt ein niedriger Testosteronwert nicht unweigerlich zu Beschwerden, geschweige denn zu einer psychischen Störung. Wie auch: Der allmählich sinkende Testosteronspiegel ist ein Merkmal des natürlichen Alterns.

Es gibt einen Grenzwert für Testosteron, aber der ist willkürlich gewählt. Hermann Behre und andere Mitglieder einer Arbeitsgruppe »Der alternde Mann« legten ihn in einem »Konsensuspapier« auf zwölf Nanomol Testosteron pro Liter Blutserum fest – auf einen Schlag hatten die Testosteronfirmen Millionen neuer Kunden gewonnen.[18] Der Wert ist nämlich so hoch, dass ihn rund 20 Prozent der älteren gesunden Männer aufgrund der menschlichen Biologie gar nicht erfüllen können.

Unstrittig sind die Schäden, die ein künstlich erhöhter Testosteronspiegel im Körper des Mannes anrichten kann. Für eine Studie haben sich mehr als 200 Senioren jeden Tag entweder eine Salbe ohne Wirkstoff (Placebo) oder ein Testosteron-Gel aufgetragen.[19] Die Hormongabe bekam den Probanden schlecht. In der Testosterongruppe klagten 23 Männer über Brustschmerzen, Bluthochdruck, Ohnmacht, Ödeme, Schlaganfall, Herzinfarkt oder andere Probleme mit dem Herz-Kreislauf-System. In der gleich großen Kontrollgruppe dagegen waren nur fünf Männer betroffen. Nach sechs Monaten brachen die Ärzte die medizinische Studie ab, und zwar aus ethischen Gründen: Sie wollten die Gesundheit der Testosteronanwender nicht länger gefährden.

Fest steht auch, dass zugeführtes Testosteron das Risiko für Prostatakrebs erhöhen kann. Mehr als 40 Prozent der über fünfzigjährigen Männer haben in der Prostata winzige Krebsherde, die jedoch schlummern. Ausgerechnet auf diese an sich harmlosen Tumorzellen wirkt Testosteron wie ein Wachstumsbeschleuniger. Kritische Urologen warnen deshalb davor, Männern Testosteron zu verschreiben, die sich davon Vorteile für Leib und Seele versprechen. Die Ärzte verweisen auf die zu erwartenden Langzeitschäden: Dem Testosteronboom könnte in einigen Jahren eine Prostatakrebsepidemie folgen.

In Wahrheit hängt das Wohlbefinden keineswegs von der Höhe des Hormonspiegels ab. Mancher Mann hat einen überdurchschnittlich hohen Testosteronspiegel – und fühlt sich schlaff. Ein anderer dagegen ist im Hormontief – und putzmunter. Und jeder vierte Senior hat höhere Werte als ein durchschnittlicher junger Mann. Hans-Georg Hofer von der Universität Bonn urteilt: »Die Idee, alles auf Hormone zurückzuführen, ist viel zu mechanistisch.«

Auch andere Behauptungen zur Testosterontherapie sind wissenschaftlich nicht haltbar. »Ärzte und Patienten, die glauben, eine Behandlung habe einen nennenswerten Einfluss auf alle oder die meisten Symptome, werden überrascht sein von den Ergebnissen randomisierter Studien«, schreiben die US-Ärzte Lisa Schwartz und Steven Woloshin in *Jama Internal Medicine*.[20] So lasse die Testosterontherapie das Körperfett nur geringfügig schmelzen und führe auch kaum zu mehr Muskeln, Libido, sexueller Befriedigung oder gar guter Laune. Zum Mittel gegen Depressionen taugt das Hormon schon mal gar nicht.[21]

KAPITEL 12 **Kommt Zeit, kommt Irrsinn**

Wenn man den ganzen Aufwand bedenkt, den die Neurowissenschaft treibt, dann überrascht es, wie wenig sie über das Altern des Gehirns herausgefunden hat. Auf eines immerhin können Psychiater und Neurologen sich einigen: Mit dem Alter lässt das Gehirn nach.

Der Stoffwechsel im Gehirn von Kindern ist viel höher als der Stoffwechsel im Gehirn von jungen Erwachsenen. Und dieser wiederum ist viel höher als der Stoffwechsel im Gehirn von Leuten mittleren Alters. Nach sechs Lebensjahrzehnten büßen nahezu alle Menschen einen Teil ihres Denkvermögens ein, die kognitive Leistung wird schlechter. Dieser Verlust geht einher mit anatomischen Veränderungen, die ebenfalls in so gut wie jedem Gehirn zu sehen sind. Die graue Substanz schrumpft. Die weiße Substanz löst sich in Teilen auf. Die Masse des Gehirns insgesamt wird kleiner.

Der Niedergang macht sich besonders bemerkbar im präfrontalen Cortex, der wichtigen Denkzentrale, sowie im Hippocampus, der Einlasspforte für Gedächtnisinhalte. Die Zahl von Rezeptoren und Proteinen in den Nervenzellen sinkt. Deutlich wirkt der Alterungsprozess auf die Menge des Neurotransmitters Dopamin, der unter anderem für die Kontrolle von Bewegungen, das Lernen und die Motivation wichtig ist. Vom frühen Erwachsenenalter an sinkt der Dopaminspiegel mit jedem Lebensjahrzehnt um etwa 10 Prozent.[1] In der Folge reagieren Menschen nicht mehr so schnell auf Reize wie in jungen Jahren. Auch das Gedächtnis wird mit der Zeit schlechter. Man ist leichter ablenkbar und hat größere Mühe, sich mit mehreren Dingen auf einmal zu befassen. Im Vergleich zu den Enkelkindern, die sofort alles kapieren, erscheint die Aufnahmefähigkeit eingeschränkt. Auch fallen einem Namen nicht mehr ein. Man geht in den Keller und hat, wenn man unten angekommen ist, vergessen, was man hier eigentlich wollte. Also kehrt man zurück zur ursprünglichen Tätigkeit, weil man schon weiß, dass dies die beste Strategie ist, damit einem wieder einfällt, was man im Keller wollte.

So offenkundig diese Veränderungen sind – für die Forscher bleiben sie rätselhaft. Sie wissen nicht genau, in welcher Reihenfolge die jeweiligen Areale des Gehirns altern und welche Mechanismen daran beteiligt sind. Sie fragen sich, warum der eine im Alter von 90 Jahren noch über einen messerscharfen Verstand verfügt und warum der andere schon im Alter von 60 Jahren vergesslich wird. Und sie sind sich nicht einig, wie dies alles zu bewerten ist. Sind Demenzerkrankungen wie die Alzheimer-Krankheit abnorme pathologische Zustände – oder Ausdruck einer Alterung, die nur ungewöhnlich schnell abgelaufen ist?

Um keine Missverständnisse aufkommen zu lassen: Die Demenz vom Typ Alzheimer (benannt nach dem Psychiater Alois Alzheimer) ist alles andere als eine erfundene Krankheit, sondern sie ist eine schwerwiegende Erkrankung, die mit dem Absterben von Nervenzellen und einem massiven Verlust der Kognition verbunden ist. Unstrittig ist auch, dass das Risiko, an der Alzheimer-Krankheit zu erkranken, mit dem Alter steigt. Unter den 90 Jahre alten Menschen leidet jede dritte Person daran.

Aus schusselig wird gestört

Das Problem ist nur, dass das Krankheitsbild der Demenz gegenwärtig systematisch ausgeweitet wird – und inzwischen jenes Phänomen erreicht hat, das bisher als normale Altersvergesslichkeit galt. Für schusselige Menschen ist die »leichte neurokognitive Störung« (»mild neurocognitive disorder«) geschaffen worden. Psychiater und Psychologen haben sie als neue Störung ins Klassifikationssystem DSM-5 aufgenommen. Die neue Diagnose solle es ermöglichen, das angebliche Leiden möglichst früh erkennen und behandeln zu können.[2]

Für eine leichte neurokognitive Störung müssen zwei (oder mehr) von insgesamt fünf Kriterien erfüllt sein: ein beeinträchtigtes Gedächtnis, Störungen beim Planen und Organisieren, eine gestörte Aufmerksamkeit und Auffassungsgabe, Beeinträchtigung der wahrnehmbaren motorischen Fähigkeiten, Probleme beim Verstehen und Finden von Worten. Dies sind Zustände, die sich bei dem einen oder anderen Menschen erkennen lassen. Etwa wenn ihm das Kennwort für sein digitales Bankkonto nicht einfällt, er den Schlüssel sucht oder wenn er dabei nicht mitkommt, wenn ihm die Enkeltochter ihre Facebookseite erklärt. Das Besondere an den Kriterien der leichten neurokognitiven Störung ist: Sie dürfen nicht zu normal sein – dann wäre es ja bloß die Altersschusseligkeit. Sie dürfen aber nicht zu krank sein – dann wäre es ja eine Demenz. Und für die gibt es bereits diagnostische Kriterien.

Die leichte neurokognitive Störung – nicht wirklich krank, aber angeblich auch nicht gesund – hat eine lange Vorgeschichte. Schon seit den sechziger Jahren des vorigen Jahrhunderts verbringen Psychiater und Psychologen Zeit damit, dieses sonderbare Syndrom zu konstruieren. Anfangs nannten sie es noch die »gutartige, das Alter betreffende Vergesslichkeit«, dann die »altersbezogene Gedächtnisbeeinträchtigung«, die »milde kognitive Störung«, den »milden neurokognitiven Niedergang«, »kognitive Beeinträchtigung ohne Demenz«. Häufig findet sich in der Fachliteratur noch der Begriff »Mild Cognitive Impairment« (MCI, »milde kognitive Beeinträchtigung«).

Vor einiger Zeit formulierten Mediziner (von denen viele finanziell mit pharmazeutischen Firmen verbunden waren) in den Leitlinien des US-amerikanischen National Institute on Aging und einer Arbeitsgruppe der Alzheimer's Association noch einen weiteren bemerkenswerten Begriff. Der Demenz vom Typ Alzheimer stellten die Autoren nicht nur die milde kognitive Beeinträchtigung zur Seite, sondern auch noch die »präklinische Alzheimer-Erkrankung«. Das Merkmal dieser Spielart der Alzheimer-Krankheit ist, dass es erklärtermaßen gar keine Krankheitsmerkmale gibt. Jedenfalls noch nicht. Denn das Adjektiv »präklinisch« deutet dunkel an: Die Demenz befindet sich bereits in einem Vorstadium – und wird eines nicht mehr fernen Tages ausbrechen.

Bei so vielen Syndromen zur Vergesslichkeit (die sich

kein Mensch merken kann) fällt es schwer, dem Netz der Diagnose zu entgehen. »Die neuen Kriterien blähen die bereits rapide zunehmende Zahl von Senioren mit ›Gedächtnisproblemen‹ in einer ›hyperkognitiven‹ Gesellschaft auf, wo der Kognition und dem vernünftigen Denken eine überragende Bedeutung zugeschrieben wird«, warnen die Soziologinnen Renée Beard und Tara Neary vom College of the Holy Cross in Worcester (US-Bundesstaat Massachusetts).[3]

Der Einwand der Wissenschaftlerinnen könnte konstruiert klingen, wenn man die Versprechungen der MCI-Forscher hört. Diese haben MCI demnach als eigenes Krankheitsbild nur deshalb ins Leben gerufen, um Schlimmeres zu verhüten. MCI werde mit der Zeit zu einer schlimmen Demenz. Deshalb sei es gerechtfertigt, das Phänomen so früh wie möglich zu diagnostizieren und zu behandeln. Frühes Eingreifen könne »den Einsatz von Behandlungen ermöglichen, die bei ernsteren Stufen der Beeinträchtigung nicht wirken, und könnte das Fortschreiten verhindern oder verlangsamen«, erklärt die American Psychiatric Association.[4]

Der Plan klingt großartig – leider ist er nicht durch wissenschaftliche Erkenntnisse gedeckt. Es gibt keine Hinweise darauf, dass schusselige Menschen ein erhöhtes Risiko haben, später im Leben an einer Demenz vom Typ Alzheimer zu erkranken. Eine epidemiologische Studie in Frankreich etwa hat ergeben, dass nur 3,2 Prozent der untersuchten älteren Personen die Kriterien der MCI erfüllten. Und von diesen Menschen erkrankten in den folgenden drei Jahren 11 Prozent an einer Demenz – 89 Prozent blieben also gesund. Eine andere Erhebung, ebenfalls in Frankreich, ergab eine MCI-Verbreitung von 2,8 Prozent. Und drei Jahre später waren die Symptome bei 40 Prozent der diagnostizierten Menschen verschwunden – sie galten wieder als normal.[5]

Wie es in Deutschland aussieht, das haben Hanna Kaduszkiewicz und Marion Eisele vom Institut für Allgemeinmedizin des Universitätsklinikums Hamburg-Eppendorf mit Kollegen erforscht.[6] Die Wissenschaftler untersuchten 357 Menschen, die älter als 75 Jahre waren und jeweils die Diagnose MCI bekommen hatten. Nach drei Jahren wiederholten sie die Untersuchungen, um zu erfahren, wie sich der Zustand der Probanden verändert hatte. Diesmal stellten sie bei 22,4 Prozent der Menschen eine Demenz fest. Bei knapp 40 Prozent der Probanden war der Zustand stabil geblieben – und bei 41,5 Prozent hatte sich die Kognition wieder normalisiert.

Gehirnscans für den Kundenfang

Die Diagnose MCI erlaubt also in Wahrheit gar keine Vorhersage, ob ein bestimmter Mensch in der Zukunft an einer Demenz erkranken wird oder nicht. Das Gleiche gilt für die Methoden zur angeblichen Früherkennung der Alzheimer-Krankheit. Um diese kümmert sich heute eine ganze Industrie. Mit genetischen Analysen und Laboruntersuchungen der Gehirn-Rückenmarks-Flüssigkeit sollen Hinweise gefunden werden, die den baldigen Ausbruch einer Demenz ankündigen. Insbesondere bildgebende Verfahren, die eindrucksvolle und farbenprächtige Bilder des menschlichen Gehirns liefern, kommen zum Einsatz. Kernspin, Positronenemissionstomographie und Single-Photon-Emissions-Computertomografie heißen drei Verfahren, mit denen sich hoch auflösende Bilder des Gehirns gewinnen lassen.

Auf den Bildern sollen bestimmte Proteinablagerungen sichtbar gemacht werden, die sich im Verlauf von Jahrzehnten im Gehirn ansammeln. Die gleichen zellulären Veränderungen, wie man sie im Gehirn von Alzheimerpatienten sieht, finden sich bei gesunden Altersgenossen – allerdings in geringerer Ausprägung. Diese Veränderungen sind so weit verbreitet, dass man sie für ein Merkmal des alternden Gehirns halten kann. Alle Menschen entwickeln diese Anzeichen mit Anfang 20, in den meisten Fällen bleiben sie zu schwach, um klinische Beschwerden auszulösen.[7]

Wer wissen will, ob er später im Leben an Demenz erkranken wird, dem helfen die bildgebenden Verfahren nicht weiter. Eher steigt nach solchen Untersuchungen die Ratlosigkeit, beispielsweise wenn der Arzt einem sagt: Sie gehören zu den »nichtdementen Menschen mit einer Alzheimer-Krankheit«[8] – was für ein irres Krankheitsbild: Demenz ohne Demenz. Manche Mediziner schwätzten älteren Privatversicherten und Selbstzahlern die unsinnigsten Untersuchungen zur Alzheimer-Früherkennung auf, warnt der Neurologe Richard Dodel von der Deutschen Gesellschaft für Neurologie. Heikel sei es, wenn »Ärzte mit diesen Bildern auf Kundenfang gehen, wenn sie mehr versprechen, als sie halten können, und wenn diese Methoden zur Verunsicherung unserer Patienten führen«.[9]

Tatsächlich ist der Verdacht auf eine Alzheimer-Erkrankung für viele Menschen ein Schock, zumal das Leiden unheilbar ist. Der Verdacht löst Stress aus, macht Angst, treibt die Betroffenen in die Verzweiflung und manchmal sogar in den Suizid – und das, obwohl er sich in den meisten Fällen nicht bestätigen wird.

Egal ob, die Diagnose MCI oder Alzheimer lautet – die Betroffenen würden ausgegrenzt und in einen »sozialen Mülleimer« gesteckt, warnen die Soziologinnen Beard und Neary.[10] Der Schrecken der Alzheimer-Krankheit wird übertragen auf den harmlosen Zustand der Altersvergesslichkeit. In einer Befragung älterer Menschen haben Beard und Neary das festgestellt. Bevor sie die Diagnose MCI bekamen, fühlten diese Leute sich gesund. Dass ihnen das eine oder andere Wort manchmal nicht einfiel, erklärten sie mit ihrem Alter. »Wenn man älter wird, dann vergisst man bestimmte Sachen«, sagte etwa eine alte Dame. »Es ist an der Zeit, ruhiger zu werden … ich bin nicht Superwoman.« Die Hintergründe ihrer MCI-Diagnose verstanden diese Leute nicht. Jedoch hatten sie alle eine gewaltige Angst vor Alzheimer – für sie ist es ein »Todesurteil«, der »Verlust, ein Mensch zu sein« und der »Verlust der Fähigkeit, man selbst zu sein«. Auch der Soziologe Reimer Gronemeyer sieht mit Sorge, wie sich der Blick auf die geistigen Fähigkeiten im Alter verändert. Er schreibt: »Dass Verwirrung zum Alter gehören kann, wussten die Menschen schon immer. Die Demenz darf aber keine Alterserscheinung mehr sein, sondern bekommt das Etikett ›Krankheit‹, weil die Frage nach den gesellschaftlichen Folgen dann in den Hintergrund treten kann.«[11]

Pillen zum Vergessen

Und ist erst einmal von Krankheit die Rede, kommt unweigerlich die Frage nach der Therapie. Die Antwort vieler Ärzte sind Pillen. Mittel gegen die Alzheimer-Krankheit verschreiben sie immer häufiger älteren Menschen, die gut im Alltag zurechtkommen und keine Krankheitsanzeichen zeigen. In Italien etwa erhielten 27 Prozent der Menschen mit der Diagnose MCI Medikamente, und andernorts dürfte es ähnlich sein. Die Mittel der Wahl sind die sogenannten Cholinesterase-Hemmer. Sie wurden ursprünglich nur Menschen verschrieben, die tatsächlich an einer Demenz litten.

Die Hersteller sparten nicht mit Verheißungen, um die Mittel in den Markt einzuführen. »Aricept kann eine Heimeinweisung um fast zwei Jahre verzögern«, schrieben die Firmen Eisai und Pfizer über ein Alzheimer-Medikament, das sie gemeinsam vermarkten. Ältere Menschen und deren Angehörige glaubten nur zu gern an diese Worte. Der Umsatz von Aricept lag bei mehr als drei Milliarden US-Dollar im Jahr. Auch vergleichbare Produkte anderer Hersteller fanden und finden einen gewaltigen Absatz. Doch mitten in den Boom platze eine im *British Medical Journal* veröffentlichte Studie. Ihr Fazit ist eindeutig: Die Pillen bringen so gut wie keinen klinischen Nutzen – ihre Einnahme können ältere Menschen vergessen.[12]

Hanna Kaduszkiewicz vom Institut für Allgemeinmedizin des Universitätsklinikums Hamburg-Eppendorf führte die brisante Studie mit drei Kollegen durch. Diese waren erstaunt, wie schlecht die Mittel abschnitten. »Ich würde die Medikamente meiner Oma nicht geben«, sagte der Psychologe Thomas Zimmermann. Und der Biophysiker Hans-Peter Beck-Bornholdt erklärte: »Ich sehe keinen Nachweis für die Wirksamkeit der Mittel. Nebenwirkungen hingegen sind zweifelsfrei vorhanden. Deswegen würde ich die Pillen nicht schlucken.«[13]

In dieser Studie der Hamburger ging es um das Medikament Aricept (mit dem Wirkstoff »Donepezil«) sowie um die Produkte Exelon (»Rivastigmin«) und Reminyl (»Galantamin«). Eine Tagesration dieser sogenannten Acetylcholinesterase-Hemmer kostete zum Zeitpunkt der Studie pro Patient und je nach Dosierung 2,98 bis 3,95 Euro. Sie sollen Menschen mit der Alzheimer-Krankheit helfen, indem sie den Rückgang der Kognition zumindest verlangsamen. Physiologisch soll das so funktionieren: Die Mittel verstopfen bestimmte Proteine an den Nervenenden und erhöhen auf diese Weise die Konzentration eines Botenstoffs namens Acetylcholin.

Aber hilft das dem Gehirn? Um eine Antwort zu finden, sichteten die Hamburger Forscher die 20 wichtigsten Studien zu Acetylcholinesterase-Hemmern. Nach Ansicht ihrer Autoren und der involvierten Firmen waren es hochkarätige Veröffentlichungen. Davon ließen sich Hanna Kaduszkiewicz und ihre drei Kollegen erst einmal nicht beeindrucken. Sie gehörten zum bundesweiten »Kompetenznetz Demenzen« und wurden vom Bundesministerium für Bildung und Forschung gefördert. Unabhängig voneinander nahmen sich die Hamburger Forscher diese Veröffentlichungen vor – und stießen jeweils auf eine Reihe von Merkwürdigkeiten.

Das erste sonderbare Fundstück der Hamburger Experten: Alzheimer-Kranke, welche die Mittel genommen hatten, schnitten den Studien zufolge in kognitiven Tests zwar geringfügig besser ab als jene Patienten, die Scheinmedikamente (Placebos) bekommen hatten. Auf einer Skala von 0 (»gesund«) bis 70 (»dement«) lagen die Unterschiede jedoch nur zwischen 1,4 und 3,9 Punkten. Diese kleinen Differenzen sind aber ohne Belang, man hätte sie gar nicht so hervorheben dürfen. Nach Ansicht einer Kommission der US-amerikanischen Arzneibehörde FDA sind erst vier oder mehr Punkte überhaupt mit einem klinischen Nutzen verbunden.

Was nicht stimmt, wurde hingetrimmt

Die Hamburger Forscher erkannten allerlei Ungereimtheiten. Sämtliche Untersuchungen enthielten zahlreiche methodische Mängel und Tricks, welche die Gültigkeit der Ergebnisse erheblich einschränkten:

So wurden Ergebnisse, die nicht recht passten, einfach schöngerechnet: In vielen Fällen mussten Patienten die Studie vorzeitig beenden, beispielsweise wegen Nebenwirkungen, Umzug, Erkrankungen oder Tod. Ihre zu diesem Zeitpunkt noch vergleichsweise leichten Alzheimer-Symptome wurden einfach in die Endauswertung übernommen. Das aber verfälschte das Ergebnis, zumal die Symptome der Demenz vom Typ Alzheimer bekanntermaßen mit zunehmendem Alter schlimmer werden. Der Grad der Verwirrtheit dieser Aussteiger wäre am Ende der ursprünglichen Studiendauer in jedem Fall schlimmer gewesen. Durch diesen Trick taucht er aber im Endergebnis nicht auf.

In anderen Fällen haben die Forscher einfach Daten weggelassen. Eine Studie beispielsweise war eigentlich über 54 Wochen geplant. Einer Grafik zufolge ging es den Medikamentenschluckern zwar nach 48 Wochen etwas besser als der Vergleichsgruppe; die Befunde nach 54 Wochen jedoch sind in der ganzen Publikation nicht zu finden. Warum nur? Wurden die Zahlen diskret verschwiegen, weil der Medikamenteneffekt nach 54 Wochen schon wieder dahin war?

Auch das Verdrehen der Aussage gehörte zum Repertoire der Alzheimer-Forscher: In einer von der Industrie gesponserten Studie schrieben sie weiter hinten im Text ehrlicherweise, es »habe keine statistisch oder klinisch signifikanten Unterschiede« zwischen Medikamenten und Scheinmedikamenten gegeben. In der Zusammenfassung haben sie das aber ganz anders dargestellt. Die Aussage der Studie »unterstützt die Anwendung von Donepezil bei Patienten mit Alzheimer, die in Pflegeheimen wohnen«.

Der Einsatz von Donepezil, Rivastigmin und Galantamin erschien den Hamburger Medizinern nicht begründbar. Im *British Medical Journal* fällten sie ein deutliches Urteil: »Wegen der fehlerhaften Methoden und der kleinen klinischen Effekte ist die wissenschaftliche Grundlage, um Cholinesterase-Hemmer für die Behandlung der Alzheimer-Krankheit zu empfehlen, fraglich.«[14]

Mit ihrem Verdikt stehen die Hamburger keineswegs

alleine da. Bereits zuvor hatten sich Experten auf einer Alzheimer-Konferenz an der Johns Hopkins University in Baltimore sehr zurückhaltend über die Substanzen geäußert. Der Geriater Thomas Finucane hielt den Einsatz der teuren Mittel angesichts des minimalen Effekts für nicht angemessen. Er formulierte es in einer rhetorischen Frage gegenüber der *New York Times*: »Du kannst elf Früchte anstatt zehn in der Minute aufzählen. Ist das 120 Dollar im Monat wert?«[15]

Die schlechten Nachrichten für die vermeintlichen Alzheimer-Mittel sind seither nicht abgerissen. Im Gegenteil, unabhängige Mediziner spotteten über die verzweifelten Versuche, sie im Markt zu halten. »Cholinesterase-Hemmer: Medikamente auf der Suche nach einer Krankheit?«, fragten Experten in der angesehenen Fachzeitschrift *PLoS Medicine* und gingen auf die Geschichte der Mittel ein.[16] Sie erzählt, wie man mit einem umstrittenen Medikament Milliardensummen umsetzen kann. Doch seit der Zulassung des ersten Cholinesterase-Hemmers in den Vereinigten Staaten von Amerika im Jahr 1996 hat jede neue Studie die Frage aufgeworfen, ob die Mittel eigentlich mehr nutzen oder schaden. Die Idee hinter den Mitteln, den Spiegel des Neurotransmitters Acetylcholin im Gehirn zu erhöhen, sei ja schön und gut. Aber was wie »eine biologisch einleuchtende Intervention erschien, das hat nicht zu einer erwiesenen, tatsächlichen Verbesserung des Wohlbefindens der Patienten geführt«.[17] Der Einsatz der Mittel hat weder einen nachweisbaren Einfluss darauf, ob ältere Menschen die Einweisung in Pflegeeinrichtungen dadurch hinauszögern können, noch verschaffen sie Erleichterungen im Alltag. Das Pflegepersonal wird ebenfalls nicht entlastet.

Die ernüchternde Bilanz wirft natürlich auch die Frage auf, warum die Acetylcholinesterase-Hemmer überhaupt als Medikament zugelassen wurden. Zumal sie zu vielfältigen Nebenwirkungen wie Durchfall, Erbrechen oder etwa Kreislaufkollaps führen können. In einzelnen klinischen Studien gelang es den Herstellern, das Einwirken auf die Gehirnchemie mit einem messbaren günstigen Effekt zu verknüpfen. Jene Menschen, welche die Pillen geschluckt hatten, schnitten bei ganz bestimmten Gedächtnistests »statistisch signifikant« besser ab als Vergleichspersonen. Das mag einem Menschen, der an der Alzheimer-Krankheit leidet, bei der Bewältigung seines Alltags zwar überhaupt nicht weiterhelfen. Den Herstellerfirmen jedoch kann die statistische Signifikanz schon ausreichen, um das Mittel auf den Markt bringen zu dürfen – die hohe Kunst heutiger Pharmaforschung.

Und so ließ das Bundesinstitut für Arzneimittel und Medizinprodukte (BfArM) in Bonn die drei Alzheimer-Mittel zu, weshalb sie automatisch von den Krankenkassen erstattet werden müssen und als etablierte Medikamente gelten. Bei der Entscheidung blieb den Gutachtern nicht viel mehr übrig, als die Unterlagen der Industrie durchzusehen – unabhängige Studien lagen damals noch nicht vor.

Ein Argument für die Zulassung mag auch die Verzweiflung der Angehörigen sein. Jedem Arzt fällt es schwer, erklären zu müssen, er habe kein Mittel im Angebot. Viele verschreiben dann lieber doch ein Mittel und hoffen selbst, dass es vielleicht irgendwie wirken möge. Tatsächlich helfen in anderen Bereichen der Medizin sogar Zuckerpillen (Placebos), weil sie im Gehirn des Patienten einen psychologischen Effekt auslösen können. Bei Menschen mit einer Demenz allerdings kann solch ein Placebo-Effekt nicht eintreten, weil das Gehirn für ihn nicht mehr empfänglich ist. Um den Patienten besser zu helfen, sollte man nicht weiter Geld für nutzlose Medikamente ausgeben, sondern lieber für mehr Pflegekräfte.

Leider geschieht das Gegenteil. Anstatt auf die umstrittenen Mittel zu verzichten, werden sie verstärkt älteren Menschen verschrieben, die noch gar nicht dement sind. Die Logik der Pharmafirmen geht so: Die Medikamente seien nur deshalb nahezu unwirksam, weil sie zu spät eingesetzt würden, also wenn die Demenz schon da sei. Im Umkehrschluss bedeutet das: Damit die Mittel etwas ausrichten können, müssen sie möglichst früh genommen werden – und als Konsumenten bieten sich jene Menschen an, welche die Kriterien für MCI erfüllen.

Die Acetylcholinesterase-Hemmer sind bereits an solchen Menschen in klinischen Studien getestet worden – doch die meisten der dabei gewonnenen Daten wurden von den betreffenden Firmen auch Jahre später nicht in wissenschaftlichen Publikationen veröffentlicht. Gab es einen Grund für diese Zurückhaltung? Unabhängige Forscher wollten es herausfinden, indem sie auf die Rohdaten aus den Studienprotokollen zugriffen, die in einer Datenbank verfügbar waren, und diese auswerteten.[18] In ihre Analyse flossen schließlich die Ergebnisse von drei veröffentlichten Studien ein sowie die Daten von fünf Studien, die nicht veröffentlicht worden waren. Und tatsächlich, die Pharmafirmen hatten die Studien aus gutem Grund nicht veröffentlicht: Die nachträgliche Auswertung aller Daten offenbarte nämlich, dass die jahrelange Einnahme von Cholinesterase-Hemmern den Ausbruch der Alzheimer-Krankheit oder einer anderen Form der Demenz mitnichten verzögert hatte. Die Mittel beugten weder der Alzheimer-Krankheit vor, noch verbesserten sie das geistige Befinden von Personen mit MCI, heißt es in der Analyse und weiter: »Diese Medikamente könnten manchen Leuten sogar schaden.«

Es ist wissenschaftlich gut belegt, wie wenig die Mittel taugen. Denn auch neuere Studien haben keine besseren Ergebnisse geliefert. Forscher vom Alzheimer Scotland Dementia Research Centre in Edinburgh werteten die Studiendaten zu mehr als 5100 Menschen aus.[19] Auch dieser Analyse zufolge gibt es nur sehr wenige Hinweise darauf, dass Cholinesterase-Hemmer den Verlauf der Demenz günstig beeinflussen und die geistige Leistungskraft von Menschen mit der Diagnose MCI verbessern. Die schwachen Hinweise würden »überlagert durch das erhöhte Risiko für Nebenwirkungen«. Ältere Menschen mit der Diagnose MCI sollten die Mittel deshalb nicht nehmen.

Verwirrt durch Medikamente

Die Alzheimer-Mittel machen die Liste der Medikamente, die alte Menschen nehmen sollen, noch länger. Ohnehin ist Deutschland das Land der Pillenschlucker. Schätzungsweise 57 000 Patienten sterben jedes Jahr in deutschen

Krankenhäusern an unerwünschten Arzneimittelfolgen. Etwa die Hälfte dieser Todesfälle wäre vermeidbar, wenn die Ärzte vorsichtiger wären.

Alte Menschen bekommen besonders viele Medikamente. Obwohl sie nur ein Viertel der Bevölkerung stellen, schlucken sie zwei Drittel aller verordneten Arzneimittel. In den Nachttischschubladen vieler älterer Menschen liegen Zettel, auf denen die ganzen Medikamente stehen, die sie nehmen sollen. In einem Altenheim in der Oberpfalz kramte ein 88 Jahre alter Mann einen solchen Zettel hervor. Allopurinol, Ezetimib, Molsidomin, Repaglinid – zwölf verschiedene Tabletten musste der alte Herr jeden Tag schlucken.

»Warum mein Arzt mir die Sachen verschrieben hatte, war mir bald gar nicht mehr klar«, erzählte der Achtundachtzigjährige dem Besucher.[20] Altersflecken waren in seinem Gesicht, sein Haar leuchtete schneeweiß. Er war erst kurz vorher aus München in die Oberpfalz gezogen, um näher bei seiner Tochter zu sein. Aus diesem Grund wechselte er auch den Hausarzt – zu seinem Glück.

Denn der neue Doktor erschrak regelrecht, als er die Liste mit der ganzen Latte an Medikamenten sah. Die Hälfte der Medikamente hielt er für schädlich und setzte sie ab. Die Pillen gegen Alterszucker, den Blutverdünner, das Mittel gegen Gicht, die Tabletten gegen Arterienverkalkung, den Cholesterinsenker nahm der Achtundachtzigjährige fortan nicht mehr. Und damit waren drohende Nebenwirkungen wie Durchfall, Leberschäden, Magengeschwüre, aber auch Übelkeit, Schwindel, Kopfschmerz und Verwirrtheit ausgeschlossen.

Polypharmazie nennen es Mediziner, wenn ein Mensch fünf oder mehr Medikamente auf einmal nimmt. Die Mittel werden im Körper zu einem Arzneimittelcocktail, der gerade älteren Menschen gefährlich werden kann. Besonders für das Gehirn sind die Folgen der Polypharmazie bedrohlich. Weil sie zu viele Medikamente auf einmal nehmen müssen, werden etliche alte Menschen durch die Nebenwirkungen geistig verwirrt. Dieser Zustand wird dann leicht als Alzheimer-Erkrankung gedeutet – und mit noch mehr Medikamenten behandelt.

Wann immer besorgte Mediziner dem Phänomen der Polypharmazie nachspüren – bei den älteren Menschen werden sie fündig. Der Arzt Ulrich Thiem vom Marienhospital in Herne und seine Kollegen etwa stellten mehr als 2100 Menschen im Alter über 70 Jahren die Frage: Welche Pillen nehmen Sie denn so?

Das Ergebnis: Beinahe alle der befragten älteren Menschen nahmen jeden Tag mindestens ein Medikament. Mehr als 60 Prozent von ihnen schluckten jeden Tag fünf oder mehr Mittel – der Spitzenreiter brachte es auf 26 unterschiedliche Präparate. Thiem sagt bestürzt: »Die Patienten werden mit abenteuerlichen Mischungen von Wirkstoffen behandelt, die sich einerseits in ihrer Wirkung gegenseitig aufheben und andererseits Wechselwirkungen haben, deren Folgen wir kaum abschätzen können.« Das ist überall in Deutschland so. Jeder Versicherte im Alter von 65 Jahren oder älter bekommt im Durchschnitt 7,3 Wirkstoffe verordnet, geht aus dem Arzneimittelreport der gesetzlichen Krankenkasse Barmer GEK hervor.

Zu den Pillen, die der Doktor verschreibt, kommen noch die rezeptfreien Mittel aus der Apotheke hinzu. Eine Befragung von mehr als 466 älteren Menschen, die in Leipzig oder Hannover einen Arzt aufgesucht hatten, vermittelt einen Eindruck: Wenn man rezeptpflichtige und rezeptfreie Medikamente zusammennahm, dann waren 53,6 Prozent der Senioren von Polypharmazie betroffen. Und unter den 466 befragten Menschen fand sich umgekehrt nur ein einziger, der überhaupt keine Medikamente nahm.[21]

Im Gehirn können die Substanzen in den Haushalt der Neurotransmitter eingreifen. Das kann zum Delir (lateinisch nach »delirare« = wahnsinnig sein) und zur kognitiven Beeinträchtigung führen. Bei etlichen älteren Menschen, bei denen man bei der Einlieferung ins Krankenhaus eine Demenz feststellte, waren Medikamente die Ursache.[22]

Zu den Mitteln, die einen Menschen umnachten können, zählen Diuretika. Das sind harntreibende Medikamente. Sie spülen Wasser aus dem Körper – und damit aber auch wertvolle Elektrolyte wie Kalium, Natrium und Chlorid. Doch wenn es an den Elektrolyten mangelt, dann können die Hirnzellen nicht mehr richtig arbeiten. Viele alte Menschen, die Diuretika nehmen, werden aus diesem Grund geistig verwirrt. Sie können dann wie im Wahn brüllen – und werden deshalb mit Verdacht auf Demenz ins Krankenhaus eingewiesen. In der Notaufnahme gehen die Ärzte auch häufig von einer Alzheimer-Krankheit aus und geben zur Beruhigung ein Neuroleptikum – doch dessen Wirkung macht alles nur noch schlimmer.

Ausschwemmende Medikamente und Neuroleptika sind

nur einige von vielen Arzneimitteln, die gerade alten Menschen gefährlich werden können. Die Pharmakologin Petra Thürmann vom Helios Klinikum in Wuppertal und die Apothekerin Stefanie Holt haben die medizinische Literatur nach entsprechenden Hinweisen durchforstet – und sind auf 131 verdächtige Substanzen gestoßen. Im nächsten Schritt haben 25 Mediziner aus unterschiedlichen Fachrichtungen diese Substanzen auf ihr Gefahrenpotential hin bewertet. Nach dieser Runde sind 83 Substanzen übrig geblieben, die nach einhelliger Expertenmeinung für ältere Menschen »potentiell ungeeignet« sind. Sie sind auf der sogenannten Priscus-Liste (nach dem lateinischen »priscus« für altehrwürdig) aufgeführt.[23]

Im klinischen Alltag verschreiben Mediziner den Senioren routinemäßig gerade jene riskanten Mittel, die auf dieser Liste stehen. Knapp 20 Prozent aller Menschen über 65 Jahren, die in Praxen und Tageskliniken behandelt werden, erhielten einer Erhebung zufolge eines oder mehrere der inkriminierten Medikamente. In Altenheimen waren es sogar 35 Prozent der Heimbewohner. Viele von ihnen erhielten Psychopharmaka – und hatten deshalb ein erhöhtes Risiko für eine Demenz.

Aber auch vergleichsweise junge Menschen müssen auf der Hut sein, wie ein Fallbericht aus der medizinischen Literatur zeigt.[24] Ein 53 Jahre alter Mann war seit drei Monaten vergesslich und teilnahmslos. Des Weiteren konnte er nicht mehr normal gehen und war mitunter inkontinent. Er hatte einen erhöhten Blutdruck und litt unter Schlafstörungen. Er suchte drei Fachärzte auf, die ihm jedoch nicht helfen konnten. Schließlich begab der Dreiundfünfzigjährige sich in ein Krankenhaus. Im Kernspin konnte man einen Schwund in einem bestimmten Areal des Gehirns sehen, andere Regionen dagegen erschienen vergrößert. Die Krankenhausärzte recherchierten, welche Medikamente der Mann einnahm; es waren vier verschiedene Substanzen. Ein Mittel gegen Depressionen und ein Mittel gegen Krampfanfälle nahm der Mann schon seit vier Jahren. Drei Monate zuvor war aber noch ein Mittel gegen Angststörung hinzugekommen sowie ein weiteres gegen soziale Phobie. Die zwei letztgenannten Medikamente wurden von den Krankenhausärzten abgesetzt. Und siehe da: Nach sechs Monaten waren Gangschwierigkeiten und Kognition des Mannes erheblich verbessert. Seine durch Medikamente ausgelöste Demenz bildete sich zurück. Der Mann wurde wieder klar im Kopf.

Urlaub von den Medikamenten

Einen Menschen in »drug holiday« schicken, so nennen es Ärzte, wenn sie die Medikamente gezielt absetzen. Einen solchen Urlaub hätten viele ältere Menschen verdient. Niemand sollte fragwürdige Alzheimer-Medikamente erhalten. Und niemand sollte eine zweifelhafte Diagnose erhalten, die ihm Angst macht, er werde unweigerlich an der Alzheimer-Krankheit erkranken. Mitglieder der Deutschen Gesellschaft für Psychiatrie und Psychotherapie, Psychosomatik und Nervenheilkunde (DGPPN) sagen klipp und klar: »Fortschreitende Alterung führt auch bei Gesunden auf natürliche Weise zum Nachlassen von Gedächtnisleistungen und anderen kognitiven Funktionen. Dieser unvermeidliche Prozess läuft bei jedem Menschen anders ab, bei dem einen schneller, bei dem anderen langsamer. Ausgeprägtere, altersbedingte Leistungsbegrenzungen führen zu funktionellen Beeinträchtigungen im Alltagsleben. Solche lediglich quantitativen ausgeprägteren Normvarianten des Alterns mit Alltagseinschränkungen sollen im DSM-5 unter der Diagnose ›minore neurokognitive Störung‹ als Krankheit neu eingeführt werden. Trotz der in solchen Situationen erforderlichen Hilfeleistungen durch die Familie oder die von sozialen Trägern ist dieser Schritt sachlich nicht zu rechtfertigen. Auch der Hinweis, es könne sich um ein medizinisch zu beachtendes Vorstadium einer Demenz handeln, kann nicht überzeugen. Bei mehr als der Hälfte der Betroffenen entwickelt sich nie eine Demenz.«[25]

Gehirn auf Sparflamme

Eine richtige Demenz vom Alzheimer-Typ ist eine schwere Erkrankung, und man fragt sich, warum das menschliche Gehirn im fortgeschrittenen Alter anfällig für das heimtückische Leiden wird. Evolutionsmediziner haben sich mit diesem Rätsel befasst – und geben eine erstaunliche Antwort. Demnach ist die Demenz in der Stammesgeschichte entstanden, weil sie einen Überlebensvorteil bringen konnte. Zumindest unter jenen prähistorischen Bedingungen, die den Körper und die Seele des Menschen geprägt haben. Die zellulären Veränderungen im Gehirn, derentwegen die Kognition zurückgeht und eine Demenz vom Typ Alzheimer entstehen kann, gehören zu einer evolutionären Anpassung, um Energie zu sparen. Mit anderen Worten: Das Gehirn wird im Alter quasi auf Sparflamme geschaltet. In der Steinzeit mag das Sinn gehabt haben, weil die Menschen eine viel kürzere Lebenserwartung hatten. Im Alter von 30 bis 50 Jahren wurde die Energiezufuhr generell gedrosselt, wovon auch das Gehirn betroffen war. Menschen, die noch in der heutigen Zeit als Jäger und Sammler leben, können sich bereits mit Mitte 40 nicht mehr so gut wie früher im Gelände orientieren, während ihre Lebenserwartung bei Mitte 50 liegt. Die kognitiven Fähigkeiten schwinden, was am uralten Energiesparprogramm liegt. In dem Maße, in dem sich alte Proteine in den Hirnzellen ablagern, wird der Metabolismus im Denkorgan heruntergefahren. In der prähistorischen Zeit war das nicht mit Nachteilen verbunden, weil die Menschen nicht alt wurden. Damals starben die Individuen, »bevor dieses Programm zur Stoffwechselverringerung zu klinischem Alzheimer führten konnte«, sagt der Evolutionspsychologe Jared Reser von der University of Southern California.[26]

Es ist eine nüchterne und ernüchternde Abwägung: Weil Kinder besonders viel lernen müssen, läuft der Stoffwechsel in ihrem Gehirn auf vollen Touren. Doch mit jedem Lebensjahr werden es etwas weniger Umdrehungen. Es ist ein linearer Trend, der sich immer weiter fortsetzt – schließlich bis zu dem, was als pathologischer Zustand, als Alzheimer-Krankheit gilt. Dieser Prozess läuft aber sehr langsam ab und kommt lange nicht zum Tragen. Verbindungen zwischen den Nervenzellen etwa gehen verloren, was das Gehirn aufgrund seiner Routine aber eine gewisse Zeit ausgleichen kann. Übertragen auf die Steinzeit bedeutet das: Ältere Jäger und Sammler konnten ihr schlechtes Kurzzeitgedächtnis durch ihren Schatz an Erfahrungen wettmachen. Auch blieben die motorischen Fähigkeiten erhalten. Interessanterweise ist das auch bei Patienten mit Alzheimer so: Viele von ihnen können sich gut bewegen und normal gestikulieren, weil die dafür zuständigen Areale im Gehirn intakt geblieben sind.

Viele Beobachtungen bestätigen die Rolle der Evolution bei Alzheimer. Wenn Säugetiere hungern müssen, dann fahren sie notgedrungen den Hirnstoffwechsel herunter – und die Symptome, die sie dann zeigen, ähneln den Anzeichen von Demenz. Ebenso gibt es Lebewesen, die ihr Gehirn regelrecht abschalten, wenn es nicht mehr gebraucht wird. Die Seescheide ist ein im Meer lebendes Manteltier. Sie kommt als Larve auf die Welt, die frei im Wasser schwimmt und aussieht wie eine Kaulquappe. Zur Orientierung dient ihr ein kleines Gehirn; vom Vorderkörper bis zum Ende des Schwanzes erstreckt sich ein Neuralrohr, das vorne zu einer Gehirnblase erweitert ist. Nach einiger Zeit setzt die Larve sich mit ihren Hafthöckern auf dem Meeresgrund fest und pflegt fortan als Seescheide einen sesshaften Lebensstil, indem sie Nahrung aus dem Wasser filtert. Ihr Gehirn braucht die Seescheide nun nicht mehr – sie verdaut es.

Beim Menschen kommt es glücklicherweise nicht so weit. Seine Anfälligkeit für Vergesslichkeit und Demenz mag wie ein Preis für die dramatisch gestiegene Lebenserwartung erscheinen. Aber selbst im Alter von 90 Jahren sind die meisten Menschen noch bei Verstand und sehr viele von ihnen lebensklug. Niemand muss das Alter fürchten, erst recht nicht, wenn er frühzeitig die Regel beherzigt, wonach die Ungebildeten im Alter immer dümmer werden und die Gelehrten immer weiser. Im Laufe des Lebens verändert sich die Intelligenz, aber sie muss nicht unbedingt abnehmen. Im Alter von 15 Jahren erreicht die sogenannte flüssige (oder fluide) Intelligenz ihren Höhepunkt. Sie verleiht Kindern deren phänomenale Auffassungsgabe und ist für das Lernen entscheidend. Diese Fähigkeiten sind jedoch nicht von Dauer. Vom jungen Erwachsenenalter an nimmt die fluide Intelligenz langsam, aber stetig ab. Es ist dieser Rückgang, der sich auch in der Abnahme des Gehirnstoffwechsels spiegelt. Doch zur gleichen Zeit steigt die kristallisierte oder kristalline Intelligenz, also die Fähigkeit, erlernte Dinge einzusetzen. Die kristalline Intelligenz hängt mit der Lebenserfahrung zusammen und kann bis ins hohe Alter steigen. Und den Verlauf dieser Kurve kann man beeinflussen.

Letzteres ist übrigens noch eine Erkenntnis, die alle Neurowissenschaftler unterschreiben. Von ihr wird im nächsten Kapitel die Rede sein: Menschen, die sich geistig und körperlich betätigen, stärken ihre kristalline Intelligenz und bilden eine kognitive Reserve, die nicht nur gegen Demenz, sondern auch gegen andere seelische Leiden schützt.

KAPITEL 13   **Was die Seele stark macht**

In der Steinzeit sind unsere Vorfahren jeden Tag rund 40 Kilometer weit gelaufen. Dieser tägliche Marathon hat ihnen gutgetan. Bluthochdruck und Herz-Kreislauf-Erkrankungen müssen aktive Menschen kaum fürchten, und auch auf das Gehirn wirkt körperliche Bewegung wie Balsam. Eindrücklich lässt sich das in einem Teil des Hippocampus ablesen, der an der Innenseite der Schläfenlappen gelegenen Struktur, die wichtig ist, um Neues erfassen und lernen zu können. Bis ins hohe Alter können hier Tag für Tag frische Nervenzellen entstehen, die das Gehirn beweglicher machen. Das Ausmaß dieser Produktion, der Neurogenese, kann jeder beeinflussen: Je mehr ein Mensch sich regt, desto mehr neue Nervenzellen entstehen im Hippocampus.

Dass körperliche Aktivität wie ein Jungbrunnen aufs Gehirn wirkt, ist ein genialer Einfall der Natur. Die neuen Neuronen tragen im Hippocampus nämlich dazu bei, dass der Mensch sich der ständig verändernden Umwelt anpassen kann, sagt Gerd Kempermann vom Zentrum für Regenerative Therapien Dresden. Die frischen Nervenzellen helfen dem Gehirn, neuartige Außenreize und Erlebnisse zu speichern, ohne ältere Erinnerungen überschreiben zu müssen.

Allerdings müssen die neuen Neuronen im Hippocampus auf Vorrat produziert werden, zumal es zwei bis drei Wochen dauert, bis sie im Gehirn vernetzt sind und ihren Dienst aufnehmen können. Tag für Tag sind es rund 700 Nervenzellen, die im Hippocampus des Menschen hinzukommen. Um keine Nervenzellen zu verschwenden, wird die Neurogenese vor allem dann angekurbelt, wenn der Mensch viel unterwegs ist und somit die Wahrscheinlichkeit für neue Episoden und Eindrücke steigt. »Anhaltende kognitive Herausforderungen und anhaltende körperliche Bewegung sorgen für ein Reservoir von neuen Nervenzellen«, schreibt Kempermann. »Auf diese Weise führt Aktivität zu einer plastischen Anpassung, die eine Investition in die Zukunft ist.«[1]

Durch ein körperlich, aber auch geistig aktives Leben kann man sein Gehirn anregen und auf diese Weise auch die eigene Persönlichkeit prägen. Das zumindest legt das Ergebnis eines erstaunlichen Experiments nahe, das eine Gruppe um Gerd Kempermann unternommen hat.[2] Die Forscher zogen genetisch identische Mäuse gemeinsam in einem großen Gehege auf. Offenbar aus reinem Zufall verhielten sich einige Mäuse in den ersten Tagen in diesem Gehege ein wenig anders als ihre Artgenossen. Die einen rannten viel im Gehege herum, die anderen wenig. Schon bald jedoch wirkte dieser zufällige Unterschied auf das Gehirn zurück und veränderte dessen Struktur. Zwei Arten von Persönlichkeiten bildeten sich auf diese Weise aus: Dort die träge »Hausmaus«, die kaum Ausflüge unternahm, hier die unternehmungslustige »Partymaus«, die das weitläufige Gehege erkundete. Diese aktive Lebensweise prägte das Gehirn immer deutlicher: Die Partymaus produzierte wesentlich mehr neue Nervenzellen im Hippocampus als die Hausmaus und wurde auf diese Weise noch unternehmungslustiger – sie trainierte sich ihre vorwitzige Persönlichkeit selbst an. Beim Menschen wird es ähnlich sein: Lebensweise und Erfahrungen verändern die anatomische Struktur des Gehirns – und das Gehirn wirkt dann zurück auf die Persönlichkeit.

Das Problem ist nur: In der heutigen Industriegesellschaft bekommt das Denkorgan oft nicht mehr das, was ihm guttut. Stattdessen machen Alkohol, Drogen, Schlafentzug, Stress und Bewegungsmangel den grauen Zellen zu schaffen und stumpfen sie ab. Sehr starkes Übergewicht scheint sogar zu Gehirnschwund zu führen. Forscher der University of California in Los Angeles haben das Gehirn von 94 gesunden Frauen und Männern im Kernspin vermessen und mit dem jeweiligen Körpergewicht abgeglichen.[3] Ergebnis: Je stärker die Fettleibigkeit ausgeprägt war, desto kleiner war das Gehirn. Der Frontallappen war betroffen, ebenso Teile des Scheitellappens und der Hippocampus. Bestimme Areale waren bei übergewichtigen Testpersonen (Body-Mass-Index zwischen 25 und 30) im Vergleich zu dünneren Menschen um 4 Prozent verkleinert, bei sehr schweren Probanden (Body-Mass-Index von mehr als 30) war die Atrophie doppelt so groß. Der Verlust an Nervengewebe könnte das Risiko für die Alzheimer-Krankheit und andere Formen von Demenz erhöhen.

Von der Trauer zur Melancholie

Auch die Depression wird wahrscheinlicher, wenn die Neubildung von Nervenzellen unter eine bestimmte Schwelle sinkt oder völlig unterbleibt.[4] So weit kann es kommen, wenn ein Mensch chronischem Stress ausgesetzt ist. Dauerstress verhindert die Neurogenese im Hippocampus. Das trübt die Neugier und führt dazu, dass der Mensch seine Umwelt nicht mehr richtig wahrnimmt. Er verarbeitet Sorgen nicht mehr gut und nimmt zunächst nicht wahr, wenn sich die Dinge zum Besseren wenden. Freiburger Forscher haben Menschen mit Depressionen einem Lerntest unterzogen, der gezielt untersucht, wie gut der Hippocampus funktioniert.[5] Im Vergleich zu gesunden Probanden schnitten depressive Patienten schlechter ab. Jedoch behält das Gehirn seine erstaunliche Fähigkeit zur Regeneration. Der Hippocampus ist zwar einzigartig in seiner Verwundbarkeit, aber ebenso einzigartig in seiner Plastizität, die wie ein Schutzschild wirken kann. Er sei eine »dynamische Struktur mit der Fähigkeit, das ganze Leben lang die Größe zu verändern«, konstatieren Wissenschaftler im renommierten Fachmagazin *Nature Reviews Neurology*.[6] Wenn Menschen körperlich trainieren, dann macht das den Hippocampus wieder größer und verbessert die Funktion des präfrontalen Cortex.

Es ist deshalb kein Wunder, dass etliche Studien die Bewegung als verträgliches Mittel gegen Depressionen ausgewiesen haben. Die US-amerikanische Bewegungsforscherin Andrea Dunn und Kollegen haben dazu ein wegweisendes Experiment gemacht. Sie ließen 80 Frauen und Männer, die körperlich inaktiv und depressiv waren und keine Medikamente gegen Depressionen nahmen, acht Wochen lang trainieren, an drei oder fünf Tagen der Woche, entweder auf dem Laufband oder auf dem Fahrrad-Ergometer.

Das Programm der einen Hälfte der Testpersonen war nicht sonderlich schwer. Sie verbrauchten jede Woche sieben Kilokalorien pro Kilogramm Körpergewicht. Bei ihnen wurde die Depression so gut wie gar nicht besser. Anders bei den Probanden, die mehr trainierten und jede Woche 17,5 Kilokalorien pro Kilogramm Körpergewicht verbrauchten. Das entspricht einem Pensum von einem halbstündigen schnellen Spaziergang an den meisten Tagen der Woche. Die Anzeichen der Depression dieser Probanden gingen merklich zurück, bei 42 Prozent von ihnen verschwanden die Symptome sogar. Die Heilkraft der Bewegung war so gut wie Medikamente und Gesprächstherapie.[7] Einen Unterschied zwischen den Probanden, die dreimal oder fünfmal in der Woche trainierten, gab es übrigens nicht. Offenbar geht es darum, eine Mindestmenge an Bewegung in der Woche zu haben.

Meditation als Medizin

Doch als Mittel gegen seelische Probleme steht die körperliche Bewegung nicht alleine da. Auch geistige Betätigung kann helfen, die Architektur angegriffener Gehirne dauerhaft zu verändern. Die Effekte gehen Hand in Hand, weil sich die Areale für körperliche sowie für geistige Bewegung im Gehirn überlappen. Vor allem die Meditation entpuppt sich als Weg, um gelassen zu werden und seelische Probleme zu überwinden. Die guten Gefühle, die beim Meditieren entstehen, sind weit mehr als Einbildung, vielmehr sind sie verbunden mit Veränderungen des Gehirns.

Einen eindrücklichen Beweis dafür haben die Psychologinnen Britta Hölzel und Sara Lazar im Massachusetts General Hospital in Boston vorgelegt.[8] Für eine Studie gewannen sie Frauen und Männer, die sich einerseits sehr gestresst fühlten und andererseits noch nie mit Meditation in Berührung gekommen waren. Die Probanden willigten ein, zunächst ihr Gehirn mit dem Kernspin untersuchen zu lassen, dann nahmen sie an einem achtwöchigen Kurs teil, einem Programm zur sogenannten achtsamkeitsbasierten Stressreduktion, das auf alte buddhistische Übungen zurückgeht.

Durch das Programm sollen Menschen lernen, die Aufmerksamkeit auf den Augenblick zu lenken. Was sie dabei empfinden, das sollen sie nicht bewerten, sondern neugierig und offen betrachten. Auf dem Weg zur Erleuchtung hilft anfangs häufig eine Rosine. Man soll so tun, als habe man noch niemals solch eine getrocknete Weinbeere gesehen. Man soll sie anschauen, drücken, riechen und schmecken.

Den Probanden in Boston ging es nach dem Programm zur Stressreduktion deutlich besser als zuvor. Sie legten sich ein zweites Mal in den Kernspintomographen und gewährten abermals Einblick ins Gehirn. Im Unterschied zur ersten Messung war ihr Denkorgan verändert. Die Dichte der grauen Substanz war in einigen Arealen erhöht, zuvor verkümmerte Nervenzellen waren wieder größer geworden und bildeten neue Fortsätze. Und im Hippocampus waren offenkundig neue Nervenzellen herangereift.

Dem Ergebnis lassen sich etliche ähnliche Befunde zur Seite stellen. Die Psychologen Vladimir Bostanov und Philipp Keune unterwiesen an der Universität Tübingen 22 Menschen mit schweren Depressionen darin, wie man meditiert. Die Patienten lernten acht Wochen lang die Achtsamkeitsmeditation und sanfte Yoga-Übungen. Zu den Probanden gehörte Thomas Schröder, ein Familienvater Anfang 40, der bereits drei Krankheitsphasen durchleben musste, die so schwer waren, dass er viele Wochen lang das Haus nicht mehr verließ. Er hatte sich auf eine Zeitungsannonce hin zu der Studie gemeldet, weil er seine Depression endlich besiegen wollte. Doch oft saß Schröder im Lotossitz und fragte sich, was er eigentlich mache. Schröder ist promovierter Arzt und fühlte sich der reinen Schulmedizin verpflichtet.[9]

Aber je mehr er meditierte, desto besser gefiel es ihm. Schröder konnte seinen Beruf im Produktmanagement einer Firma für Krankenhausbedarf wieder ausüben und die Pillenschachteln aus der Hand legen. Medikamente nimmt er nämlich nicht mehr – er meditiert jeden Tag.

Was es mit seiner erstaunlichen Wandlung auf sich hat, das las Schröder im Fachblatt *Psychiatry Research* nach, in dem Bostanov und Keune das Ergebnis ihrer Studie veröffentlicht haben.[10] Darin beschreiben sie, wie sie das Gehirn der Probanden vor und nach dem Meditationsprogramm neurophysiologisch untersuchten. Sie spielten Schröder und den anderen Studienteilnehmern bestimmte Töne vor und maßen die elektrische Aktivität der Hirnzellen. Die Ergebnisse verglichen sie mit den Werten von Menschen, die nicht meditiert hatten, und stellten fest: Das Gehirn reagierte nach dem achtwöchigen Meditationskurs stärker auf die akustischen Reize. Es hatte gelernt, die Gedanken zielgerichteter zu fassen, und gewann deshalb freie Ressourcen hinzu, die es dem Hören der Töne widmen konnte. Die Messkurven des Elektroenzephalogramms bestätigten, was Schröder und andere Teilnehmer über ihre Erfahrungen berichteten. Viele von ihnen konnten wieder klarer denken. Der Psychologe Philipp Keune deutet das Ergebnis so: Das Meditieren habe den depressiven Menschen geholfen, ihre Aufmerksamkeit zu steuern.

Vom Kloster ins Neuro-Labor

Das Interesse des Westens an fernöstlicher Meditation stieg Anfang der siebziger Jahre schlagartig, als Maharishi, der aus Indien stammende Begründer der Transzendentalen Meditation, zum Guru der Beatles wurde. Und seit den achtziger Jahren hat der Dalai Lama sich regelmäßig mit Neurowissenschaftlern getroffen und den tibetischen Buddhismus mit der modernen Hirnforschung zusammengespannt.

Von den Klöstern im Himalaja reisten Mönche an eine US-amerikanische Universität und gewährten Einblick in ihr Gehirn. Das Denkorgan eines Mönchs, der in seinem bisherigen Leben mehr als 10 000 Stunden meditiert hatte, brachte Gammawellen hervor, die dreißigmal so stark waren wie die normaler Studenten.

Die vorgestellten Arbeiten stehen für eine neue Sicht auf die Meditation: Sie gilt kaum mehr als Esoterik, sondern erobert die Schulmedizin. An Universitätskliniken haben Psychologen und Psychiater damit begonnen, aus dem Buddhismus und Hinduismus stammende Techniken der Meditation mit der modernen Medizin zusammenzubringen. Mönche und Yogis können verraten, wie man auf dem Weg ins Nirwana nicht zuletzt seelische Erkrankungen behandeln kann. Ob Yoga, Tai-Chi, Qigong oder Achtsamkeit – das Meditieren ist nicht mehr auf die Religion beschränkt, konstatiert der Psychologe Ulrich Ott vom Bender Institute of Neuroimaging der Universität Gießen. »Es wird auch in Kliniken zur Behandlung von Patienten eingesetzt, denen es primär um eine Besserung ihrer Symptome geht und nicht um spirituelle Erleuchtung.«[11]

Gelassen gegen Angst

Das Meditieren wirkt besser als manche Medizin, wie auch eine Studie mit 15 Menschen gezeigt hat, deren Diagnose generalisierte Angststörung lautete.[12] Die Frauen und Männer waren verspannt, machten sich viele Sorgen und fanden nachts wenig Schlaf. Sie nahmen nun acht Wochen lang an einem Kurs zur Achtsamkeitsmeditation teil. Die Studienteilnehmer berichteten, sie hätten ihre Ängste besser im Griff und könnten wieder besser schlafen. Und auch hier waren die guten Gefühle verbunden mit Veränderungen des Gehirns, wie Untersuchungen im funktionellen Kernspin zeigten. Nach dem Meditationskurs waren Teile der vorderen Hirnrinde (präfrontaler Cortex) besonders gut durchblutet, und zwar genau jene Areale, die wichtig sind, um Gefühle zu regulieren. Des Weiteren waren der präfrontale Cortex und das Angstzentrum des Gehirns (die Amygdala) offenbar stärker miteinander verbunden als bei Menschen, die nicht meditiert hatten.

Die Forscher haben im Gehirnscanner gleichsam zugeschaut, wie das Meditieren die Angst vertrieben hat. »Der präfrontale Cortex nimmt die erhöhte Aktivität der Amygdala wahr, ohne sie zu unterdrücken. Der Mensch lässt die Dinge so sein, wie sie sind. Und genau deshalb ist er nicht mehr so ängstlich«, sagt Britta Hölzel, die federführend an der Studie beteiligt war. Nach ihrem Aufenthalt am Massachusetts General Hospital ist sie nach Deutschland zurückgekehrt und arbeitet in der neuen Arbeitsgruppe Meditationsforschung am Institut für Medizinische Psychologie der Berliner Charité.

Ruhe und Gedankenstille

Von der Achtsamkeit bis zum Zen reichen die Schulen der Meditation. Und auf die Frage, wie genau das Meditieren geht, gibt es viele mögliche Antworten, weil viele unterschiedliche Meditationstechniken existieren – so schreibt der Gießener Psychologe Ulrich Ott in seinem Buch *Meditation für Skeptiker*. Tai-Chi, Qigong, Hatha-Yoga und der Drehtanz der Derwische beinhalten Bewegungen des Körpers. Manche Meditationen aus dem Christentum und dem Buddhismus dagegen werden still durchgeführt, aber nicht unbedingt leise. Das »Om« ist eine Meditationssilbe zum ständigen Wiederholen.

Ganz gleich, ob bewegt oder reglos, ob laut oder stumm – das Meditieren soll helfen, das eigene Bewusstsein zu verändern. Darüber waren sich Experten einig, als sie nach allgemeinen Merkmalen von Meditation suchten: Es müsse eine definierte Technik sein, die es dem Menschen ermöglicht, eine »Entspannung der Logik« zu erreichen: Analysen und Urteile sind reduziert. Wichtig sei es auch, geistige Ruhe und Gedankenstille zu erfahren. Diesen Zielen kann man sich annähern, indem man seine Aufmerksamkeit auf bestimmte Dinge richtet, auf Meditationsobjekte wie Mantras, Bilder oder eine Kerzenflamme.

Gerade für Anfänger eignet sich der Vorgang der eigenen Atmung. Dieser läuft zwar automatisch ab, kann aber gut bewusst wahrgenommen werden, zumal sich Zwerchfell und Brustkorbs bewegen. In Zen-Traditionen zählen Meditierende die Atemzüge; im Yoga trainieren sie Atemtechniken als eigene Übungsstufe; und in christlichen Exerzitien lauschen sie dem eigenen Atmen. Auch andere Übungen zielen darauf ab, den Blick nach innen zu lenken. Beim »Body-Scan« etwa wandert die Aufmerksamkeit vom kleinen Zeh bis zum Kopf. Hände und Füße lassen sich punktgenauer wahrnehmen als andere Körperregionen, weil sie besonders dicht mit Nervenfasern versorgt sind.

Die Hände etwa taugen deshalb gut als Anker, der die Aufmerksamkeit festhält. »Im Zen werden die Handflächen oft vor dem Bauch so ineinandergelegt, dass sich die

Spitzen der Daumen berühren«, führt Ott aus. Im Yoga würden die Handhaltungen als »Mudras« bezeichnet. Indem man die Handflächen – wie im christlichen Gebet – vor der Brust aufeinanderlegt, wird die Wahrnehmung auf das Verschmelzen der linken und der rechten Hand gelenkt. Dieses Verankern des Bewusstseins im Körper wirkt der Überbetonung des Verstandes, der Verkopfung, entgegen und führt zu einem mit Worten schwer zu beschreibenden inneren Klärungsprozess, bei dem laut Ulrich Ott Ängste, Wut und Trauer mit der Zeit abnehmen und sich positive Gefühle einstellen.

Den Geist besänftigen

Eine weitere Herausforderung des Meditierenden besteht darin, den Geist zu beruhigen. Ein Strom von Gedanken, Phantasien, Vorstellungen, Emotionen und Erinnerungen rauscht unentwegt durch den Kopf. Doch indem man die Gedanken beobachtet oder sie gezielt fasst, kann es gelingen, das Tempo herauszunehmen. Das kann bis hin zu mystischen Erfahrungen gehen: Gefühlen grenzenloser Freude, tiefen Friedens, allumfassender Liebe und dem Hauch von Ewigkeit.

Die mit Worten schwer zu beschreibenden Erfahrungen sind das Faszinosum aller Schulen der Meditation. Vipassana ist die buddhistische Achtsamkeitsmeditation mit dem Ziel, erleuchtet zu werden. Zen ist eine in Japan beliebte Strömung, um »Satori« zu erlangen, ein tiefes Verstehen. Der vom Dalai Lama praktizierte tibetische

Buddhismus strebt nach allumfassender Weisheit. Die christliche Mystik hat das Einswerden mit Gott zum Ziel und die jüdische Kabbala den Zustand, bei Gott zu sein.

Welche Meditation zu einem passt, das sollte jeder Mensch selber ausprobieren. Viele Wege führen zum Selbst. Ebenso ist noch nicht erforscht, welche Art der Meditation sich am besten eignet, um seelische Probleme zu überwinden. Aber Ärzte und Psychologen verschreiben häufig jenes Acht-Wochen-Programm, das Thomas Schröder in Tübingen so gutgetan hat. In der Fachliteratur wird es als Mindfulness-Based Stress Reduction (MBSR) bezeichnet. Ängste und Schmerzen sollen nicht bekämpft, sondern angenommen werden.

Dass MBSR in der Medizin des Westens so populär geworden ist, liegt an Jon Kabat-Zinn, der hier erwähnt werden sollte. Der emeritierte Professor der University of Massachusetts Medical School in Worcester verband Elemente aus dem Buddhismus mit der Naturwissenschaft, um kranken Menschen zu helfen. Inzwischen ist MBSR in vielen Kliniken als Standard verbreitet. Es hat sich gegen Stress, Depression, Angststörungen und Schmerzen bewährt und wird weiter erforscht.

Der Vagusnerv als Tausendsassa

Die Meditation wirkt auch auf eine geheimnisvolle Struktur, die das Gehirn mit dem Rest des Körpers verbindet. Die Rede ist vom Nervus vagus, einem Bestandteil des als Ruhenerv bezeichneten Parasympathikus, der für Entspannung, Beruhigung und Regeneration zuständig ist. (Dies ist der Gegenspieler des Sympathikus, der den Organismus in Spannung versetzt). Der Nervus vagus ist weit verzweigt, er vagabundiert gleichsam durch den ganzen Körper (daher der Name »Vagus«): Vom Hirnstamm läuft er den Hals entlang durch die Brusthöhle bis zu den Eingeweiden, wo er in vielen Verästelungen endet. Er versorgt die äußeren Gehörgänge, den Schlund, den Kehlkopf, die Lunge, den Magen, den Darm und das Herz.

Beim Einatmen schlägt das Herz häufig ein wenig schneller als beim Ausatmen. Diesen Unterschied kann man messen, und er ergibt den Spannungszustand des Vagusnervs. Ein hoher Tonus scheint die entspannende Wirkung des Ruhenervs zu verstärken. Das ist gut für eine geregelte Verdauung und wichtig, um zum Orgasmus zu kommen. Auch beeinflusst der Vagus die Mimik und spielt deshalb eine Rolle bei sozialen Kontakten: beim tiefen Blick in die Augen, beim koketten Lachen, beim einfühlsamen Nicken. Der lange Zeit von der Wissenschaft verkannte Nerv scheint ein Bindeglied zu sein, das Leib und Seele miteinander verbindet.

Da ist es nicht verwunderlich, dass Forscher nach einem Weg suchen, seinen Spannungszustand gezielt zu verbessern. In der Cafeteria des Max-Planck-Instituts für Kognitions- und Neurowissenschaften in Leipzig sitzt die junge, aus Amerika stammende Psychologin Bethany Kok und erzählt von einem Experiment, das sie mit Kollegen der University of North Carolina in Chapel Hill unternommen hat. Neun Wochen lang schrieben 65 Frauen und Männer jeden Abend in einen Fragebogen, welche guten und schlechten Gefühle und Episoden sie am Tag erlebt hatten. Zusätzlich zu dieser Auskunft nahm die Hälfte der Testpersonen an einem Meditationskurs teil, in dem sie übten, Gefühle wie Liebe, Wohlwollen und Mitgefühl hervorzubringen. »Loving-kindness Meditation« lautet die englische Bezeichnung des Programms.

Im Fachblatt *Psychological Science* haben Bethany Kok und ihre Kollegen das Ergebnis dieser Studie vorgelegt.[13] Verglichen mit der Kontrollgruppe war der Vagotonus der Meditierenden messbar gestiegen. Das bedeutet also: Wer durch Meditation gute Gefühle erzeugt, der kann die Art und Weise, wie sein Vagusnerv arbeitet, tatsächlich verbessern. Und das wirkt sich auf das gesamte Wohlbefinden aus. Ein hoher Vagotonus nämlich ist ein Gradmesser guter Gesundheit und mit einem längeren Leben verbunden.

Lebensbejahung und Gesundheit hängen zusammen, das haben viele epidemiologische Studien gezeigt. In den Vereinigten Staaten betrachteten Forscher Fotografien von 196 Baseballspielern aus dem Jahr 1952 und bewerteten, wer auf ihnen lächelt und wer nicht. Dann recherchierten sie, wer von den Spielern im Jahr 2009 noch am Leben war. Das traf auf überdurchschnittlich viele der Optimisten zu; ihre Sterblichkeit war geringer. Der Glaube wirkt ebenfalls positiv auf die Gesundheit. Wissenschaftler vom Duke University Medical Center fanden das in einer Studie mit 3851 älteren Einwohnern des US-Bundesstaats North Carolina heraus: Diejenigen Menschen, die zu Hause beteten und meditierten, hatten ein längeres Leben.

Die Psychologin Julianne Holt-Lunstad wertete 148 solcher Untersuchungen mit den Daten von insgesamt mehr als 300 000 Menschen aus und zog ein eindeutiges Fazit: Wer über soziale Bindungen verfügt, der lebt länger – die Überlebensrate war um 50 Prozent erhöht.[14] Anders ausgedrückt, bedeutet dies: Einsam zu sein, das ist so schädlich wie Rauchen und schlechter für die Gesundheit als Bewegungsmangel und Übergewicht.

Ärzte raten uns, wir sollten nicht rauchen, nicht zu viel essen und uns körperlich bewegen. Es fehlt die Empfehlung, dass wir uns um unsere Freunde kümmern sollten. Das tut insbesondere der Psyche gut.

KAPITEL 14   **Wohl dem, der eine Macke hat**

Graues Einerlei in der Gesellschaft wäre fürchterlich. Das fand auch der Psychologe David Weeks in Schottland, der vor einigen Jahren die Idee zu einer einzigartigen Studie hatte. Er wollte sonderbare, verschrobene, komische, kauzige, spleenige Menschen finden. Genauer gesagt, war er auf der Suche nach Exzentrikern. Aber nicht, um ihnen psychiatrische Diagnosen anzuhängen und sie zu therapieren. Nein, der Psychologe wollte von ihnen lernen, was sie so besonders macht.

Die Suche nach ungewöhnlichen Menschen begann ungewöhnlich. In Pubs, Waschsalons und Bibliotheken der schottischen Stadt Edinburgh hingen plötzlich Karteikarten, auf denen stand: »Wenn Sie glauben, dass Sie exzentrisch sein könnten, rufen Sie Dr. David Weeks im Royal Edinburgh Hospital an …« Einer der Aushänge wurde von einem Reporter gesehen, der daraufhin in einer Lokalzeitung über das Forschungsvorhaben berichtete. Andere Zeitungen, aber auch Radiosender und Fernsehstationen griffen das Thema auf und verbreiteten den Aufruf immer weiter. Am Ende hatte David Weeks mehr als 1000 exzentrische Menschen in Großbritannien und in den Vereinigten Staaten von Amerika gefunden. Sie erzählten ihm fesselnde Geschichten.

Da war zum Beispiel der Engländer John Gray, der von

seinem eigenen Begräbnis berichtete. Von oben fielen Erdklumpen auf den Sarg, die Stimmen der Trauergäste wurden immer leiser und waren bald nicht mehr zu hören. Darauf hatte Gray gewartet. Er räkelte sich in seiner Kiste und war eine Stunde lang ganz bei sich. Doch bevor dem Mann die Luft ausging, schaufelten ihn Mitglieder der Trauergemeinde wie verabredet wieder ans Tageslicht.

Es war für John Gray eine Auferstehung, der Start in ein neues Leben. Zuvor hatte er im Trott gelebt und als mittelmäßig frustrierter LKW-Fahrer sein Brot verdient. Doch als seine Frau mit seinem besten Freund durchgebrannt war, reichte es ihm. Gray beschloss, aus den Konventionen auszubrechen. Er begrub sein altes Leben, kündigte den Job und gab sich einen wunderlichen Namen: Jake the Rake Mangle-Wurzel. Sein Haus in West Yorkshire verwandelte er in eine Trutzburg. Diese war von einem Wassergraben umgeben, der aus einer Ansammlung von Kloschüsseln gespeist wurde. Auf dem Dach des Hauses installierte er eine Kanzel. Von dort oben predigte er einer Herde von Schafen, die auf der Weide nebenan graste, und warnte die Tiere davor, konform zu werden. Den Lebensunterhalt bestritt der zum Kauz gereifte Mann, indem er Besucher gegen eine Spende durch sein Domizil führte oder Gelegenheitsjobs annahm.

Vom Vergnügen, anders zu sein

Vielen Menschen mag eine Erscheinung wie Jake the Rake Mangle-Wurzel verrückt vorkommen. Nicht so dem Psychologen David Weeks. Im Verlauf seiner Studie stellte er fest: »Exzentriker sind glücklicher, gesünder und intelligenter als ihre Mitmenschen.«

Die von ihm untersuchten kuriosen Charaktere hatten im Durchschnitt einen Intelligenzquotienten von 115 bis 120. Zum Vergleich: Der Normalbürger bringt es nur auf 100 Punkte. Die Exzentriker mussten auch nur alle acht Jahre zum Arzt und erreichten oftmals ein sehr hohes Alter.

Des Weiteren waren die von Weeks untersuchten Sonderlinge äußerst neugierig und absolut begeisterungsfähig. Mit Hingabe gingen sie ihren Beschäftigungen nach. Ein Brite namens Sean Manchester zum Beispiel jagte auf Friedhöfen nach Vampiren und trug, für den Fall des Falles, Holzpflock und Kruzifix bei sich. Ann Atkin aus Devon wiederum gründete ein Gnom-Reservat für 1000 Gartenzwerge. Besucher waren zugelassen, aber sie mussten stets eine Zipfelmütze aufsetzen – damit sich die Gnome nicht schämen mussten. Und John Ward bastelte sein Glück aus dem Schrott anderer Leute. Ein Bett, einen ausrangierten Wäschetrockner, einen alten Staubsauger und Hunderte kleiner Technikteile fügte der Angestellte einer Schuhfabrik in seiner Freizeit zu einer abenteuerlichen Maschine zusammen, die blinkte und Sirenentöne von sich gab. John Ward seilte sich auch schon mal im rosaroten Elefantenkostüm von Hochhäusern ab. Oder er fuhr auf einer Art rollendem Torpedo, ebenfalls aus Schrott gebaut, durch die Straßen seines Heimatortes, wo man ihn nur »Mad Professor« nannte.

Was die Leute sagen, das ist Exzentrikern herzlich egal. »Deshalb haben sie viel weniger Stress, mehr Lebensfreude als andere und sind dadurch vitaler«, sagte David Weeks, der auch psychologische Tests mit seinen schrägen Probanden machte.[1] Wie zu erwarten, erschienen viele von ihnen als auffällig, wenn man die diagnostischen Kriterien der Psychiatrie anlegte. 73 Prozent der untersuchten Exzentriker zeigten demnach leichte Symptome von Schizophrenie. Sie waren also ein bisschen verrückt, doch das schadete ihnen nicht.

David Weeks jedenfalls war hellauf begeistert von seinen Forschungsobjekten und fand, wir sollten von ihnen lernen: »Wenn Exzentriker die Normen brechen, erinnern sie uns daran, wie viel unserer Freiheit wir unnötig verwirken. Mit ihren Ideen und ihrer respektlosen Freude am Leben sind sie ein Gewinn für die Gesellschaft.«

Zwischen Genie und Wahnsinn

Es habe noch keinen großen Geist ohne Beimischung von Wahnsinn gegeben, befand der römische Philosoph Seneca vor ungefähr 2000 Jahren. Seither haben die Gelehrten immer wieder darüber spekuliert, ob Genialität und psychische Erkrankungen einander bedingen. Komponisten wie Brahms, Mozart und Wagner wurden Gemütskrankheiten nachgesagt, ebenso den Malern Rembrandt, van Gogh und

Picasso sowie den Dichtern Goethe, Lessing und Schiller und den Philosophen Kant und Nietzsche. Eine »überbordende Energie und vollkommene Konzentration« kennzeichne die schöpferischen Phasen vieler Maler, Bildhauer, Schriftsteller und Dichter«, formulierte Ulrich Kraft. »Gefangen in ihrem kreativen Prozess, fokussieren sich die Künstler völlig auf ihre Arbeit, schreiben nächtelang an ihrem Buch oder verbringen zahllose Stunden im Atelier, ohne zu schlafen.«[2]

Mediziner sehen kreatives Denken und überschießende Produktivität als Hinweise auf manische Episoden. Um einen ungewöhnlichen Einfall zu haben, ist es gut, wenn man außerhalb der Konventionen denken kann und seine Gedanken strömen lässt. Viele Hervorbringungen des manischen Geistes sind nicht der Rede wert – und doch ist häufiger als bei normalen Menschen ein großer Wurf darunter. Auf diese Weise kann der Wahn einem zum Genie verhelfen. Der Psychiater Eugen Bleuler (1857 bis 1939) sagte: »Selbst wenn nur milde Fälle Wertvolles hervorbringen – dass bei ihnen die Ideen rascher fließen und insbesondere dass die Hemmungen fallen, fördert die künstlerischen Fähigkeiten.« Auch Hinderk Emrich, lange Zeit Ordinarius für Psychiatrie an der Medizinischen Hochschule Hannover, erklärte: »Ich kenne viele Künstler, die intensiver als ich mit ihrer Seele reden und die sagen, ohne diese paranormalen Fähigkeiten könnte ich nicht arbeiten. Die Psychiatrie läuft heute Gefahr, alles ungewöhnliche Seelenleben, das in der Romantik noch positive Nebenklänge hatte, als pathologisch zu etikettieren und zu bekämpfen.«[3]

Es scheint das Schicksal kreativer Menschen zu sein,

dass sie verdächtig erscheinen, sobald sie aus der Masse ragen. Viele Menschen hätten ihn als verrückt bezeichnet, tat einst der Schriftsteller Edgar Allan Poe (1809 bis 1849) kund. »Dabei ist die Frage noch gar nicht entschieden, ob Verrücktheit nicht vielleicht die erhabenste Form der Intelligenz darstellt.«

Mein Freund, der Computer

Das Aufkommen des Computers hat sich für viele Menschen mit besonderen Verhaltensweisen als Segen erwiesen. Viele gute Programmierer haben Eigenschaften, die ihnen eine Diagnose aus dem Autismus-Spektrum einhandeln könnten: die Leidenschaft für Zahlen, Muster und Maschinen, den Zwang zur Wiederholung sowie das geringe Gespür für soziale Kontakte. Das Internet sei von und für Menschen erfunden worden, die »auf dem Spektrum sind«, heißt es spöttisch. »Online kannst du kommunizieren ohne die Qual, Leute treffen zu müssen.«[4]

Menschen mit dem Computerfreak-Syndrom haben es weit gebracht. Die Gründer vieler Internetfirmen haben autistische Züge. Über Mark Zuckerberg, den Gründer von Facebook, heißt es, er habe einen Zug von Asperger und seine Gesprächspartner wüssten nie, ob er ihnen überhaupt zuhöre. Auch andere Unternehmer sind für ungewöhnliche Verhaltensweisen bekannt. Viele von ihnen haben deutlich größere Probleme mit dem Lesen und Schreiben als der Rest der Bevölkerung. Bekannte Legastheniker waren die Gründer der Firmen Ford, IBM, Ikea und General

Electric sowie der Apple-Gründer Steve Jobs (1955 bis 2011) und der britische Unternehmer, Ballonfahrer und Milliardär Richard Branson. Ob die Erfolge damit zu tun haben, dass Legastheniker gerne Schularbeiten und andere lästige Aufgaben an andere delegieren, weiß niemand genau. Aber sie suchen sich Herausforderungen, bei denen formale Leistungsnachweise nicht so wichtig sind, und halten sich fern von Verwaltungskram. Den erledigen dann die Normalos.

Unter Strom zu stehen ist ebenfalls eine gute Voraussetzung dafür, etwas Besonderes zu leisten. Der aus dem Schwarzwald stammende Hartmut Esslinger fiel als Kind dadurch auf, dass er scheinbar ruhelos bastelte und schnitzte und werkelte. Zum Glück gab es damals noch kein Ritalin – sonst wäre Esslinger wohl nicht zu einem in der ganzen Welt bewunderten Designer geworden, der unter anderem Apple-Computer entworfen hat. Fahrige, leicht ablenkbare Menschen taugen nicht zum Buchhalter, aber oftmals sind sie ein Quell neuer Ideen. Menschen mit ADHS-Diagnose machen sich viel häufiger mit einer eigenen Firma selbständig als die Normalbürger. David Neeleman, der die US-amerikanische Fluggesellschaft JetBlue gründete, drückt es so aus: Sein ADS-Gehirn suche naturgemäß nach besseren Wegen, Dinge zu tun. Zusätzlich zur Lotterwirtschaft, zum Aufschieben, zur fehlenden Konzentrationsfähigkeit und anderen Eigenschaften, die mit ADS verbunden seien, verfüge er aber über Kreativität und die Bereitschaft, Risiken einzugehen. Und Paul Orfalea, der die Kette Kinko's Copyshop gründete, fand sogar, es wäre für die Menschheit gut, wenn jeder Legasthenie und ADS hätte – so wie er selbst.

Im Tal der Autisten

Menschen mit autistischen Zügen finden vermehrt Jobs in Gegenden, wo es viele Arbeitgeber aus der IT-Branche gibt. Im kalifornischen Silicon Valley ist die Autismusrate um das Zehnfache erhöht, in Bangalore, dem indischen Gegenstück zum Silicon Valley, sieht es ähnlich aus. Solche Ansammlungen von Menschen mit autistischen Zügen führen (bei aller Kontaktarmut) zu sexuellen Beziehungen und Partnerschaften unter ihnen – aus denen wiederum vermehrt Kinder mit autistischen Zügen hervorgehen. Der Psychologe Simon Baron-Cohen vom Autism Research Centre der University of Cambridge in England hat die Autismusraten in Eindhoven untersucht, dem niederländischen Gegenstück zum Silicon Valley, wo 30 Prozent aller Jobs im Sektor der Informationstechnik angesiedelt sind. Zum Vergleich zog er Daten aus Utrecht und Haarlem heran, zwei ähnlich großen Städten. Dazu erkundigte Baron-Cohen sich in allen Schulen der drei Städte danach, wie viele der Kinder eine Diagnose für Autismus hatten. Insgesamt machten 369 Schulen mit und gaben Auskunft über mehr als 62 500 Kinder. Das Ergebnis: Die Autismusrate in Eindhoven lag mit 229 Diagnosen auf 10 000 Kinder deutlich höher als in Haarlem (84 auf 10 000) und Utrecht (57 auf 10 000).[5]

Die betreffenden Kinder könnten es einst noch leichter haben, einen Job zu finden, als ihre Eltern. Denn die Wirtschaft erkennt immer deutlicher die Vorteile, die Menschen mit autistischen Zügen einem Unternehmen bringen können. Diese vermögen besonders gut logisch zu denken und beweisen große Ausdauer, wenn es gilt, Abweichungen und Fehler in Systemen zu erkennen. Der Softwarekonzern SAP hat eine einzigartige Quote beschlossen: In den nächsten Jahren sollen Menschen mit Autismus gezielt eingestellt werden, bis sie 1 Prozent der Belegschaft ausmachen. Das ist eine Wertschätzung für Menschen, denen bisher die Rolle des sozialen Außenseiters zugedacht war. Durch eine veränderte Umwelt – das Aufkommen der Informationstechnik – werden ihre Eigenheiten anders wahrgenommen und erscheinen vorteilhaft, wenn nicht gar beneidenswert. Mancher Schüler, den man einst als Nerd verspottete, ist heute eine große Nummer der Informationstechnik.

KAPITEL 15 Nicht irremachen lassen

Eine trübe Flüssigkeit kann man so oft von einem Topf in den nächsten umfüllen, wie man will – klar wird sie dadurch nicht. Das sollten jene Psychiater bedenken, die gerade die in Deutschland gültige Klassifikation psychischer Störungen (ICD-10) überarbeiten, die vermutlich 2015 in der elften Ausgabe erscheinen wird. Die Mediziner und Psychologen dürfen in diesem Leitfaden nicht die Fehler aus dem DSM wiederholen. Sie sollten sich davor hüten, vor lauter Diagnosen die Menschen aus dem Blick zu verlieren. Der bekannte Münchner Psychiater Hanns Hippius mahnt: »Bei jeder einmal gestellten Diagnose muss der Vorbehalt bestehen bleiben, sie womöglich wieder zu korrigieren.«[1] Mit seiner Kritik knüpft er an den Philosophen und Theologen Ivan Illich (1926 bis 2002) an, der die törichte Diagnosewut als einer der Ersten kritisierte: »Wenn die Medizin Krankheit feststellt, geht das so vor sich: sie ›entdeckt‹ neue Störungen, und sie schreibt diese Störungen konkreten Individuen zu. Eine neue Krankheitskategorie zu entdecken ist der Stolz des wissenschaftlichen Mediziners. Deren Pathologie Hinz oder Kunz zuzuschreiben – das ist das Erste, was der Arzt als wohlbestallter Experte tut.«[2]

Zur Hinz-und-Kunz-Psychiatrie gehören heute auch Coaches, Organisationspsychologen, Urschreitherapeuten und andere Mitglieder der Wellnessindustrie. In Schulen betätigen Lehrer sich als »disease spotter« und weisen Eltern wie Ärzte auf verdächtige Kinder hin. Medizinische Laien stellen sich häufig selbst psychische Diagnosen, auf die sie im Internet gestoßen sind. Die Schwelle für seelische Störungen lag noch nie so niedrig wie heute. Früher hieß es: An einer posttraumatischen Belastungsstörung erkranken Menschen, die eine Naturkatastrophe, einen Überfall, einen Krieg oder ein anderes traumatisches Erlebnis persönlich erlebt haben. Nun reicht es schon, wenn man vom Hörensagen davon erfährt, um die Kriterien einer psychischen Störung zu erfüllen. Früher hieß es: Eine Phase der Trauer hilft, einen Verlust zu bewältigen. Nun kann bereits eine länger als zwei Wochen dauernde Trauer als eine Depression aufgefasst und behandelt werden. Früher hieß es: ADHS ist eine Störung im Kindesalter, die sich gibt. Nun sind die diagnostischen Kriterien für ADHS so abgesenkt, dass einem die Diagnose nicht mehr von der Seite weicht. Der Psychologe Thomas Bock vom Universitätsklinikum Hamburg-Eppendorf berichtet: Mitunter kämen »Menschen mit bloßem Liebeskummer in die Psychiatrie und halten sich selbst für behandlungsbedürftig«.[3]

Diese Ausweitung der Diagnosen weist auf einen immer stärker werdenden Trend in der Gesellschaft hin. Soziale Probleme werden als psychische Störungen aufgefasst. Diese Entwicklung ist fatal, weil dem Betroffenen damit nicht geholfen ist. Nicht nur, dass er Psychopharmaka nehmen muss und das Stigma bekommt, ein psychisches Defizit zu haben. Die Gesellschaft bürdet ihm die Last der krankmachenden sozialen Prozesse auf, die außerhalb seiner Macht liegen.

Diese Medikalisierung sozialer Prozesse fußt auf dem Mythos, psychische Probleme seien die »Folge von Veränderungen im Gehirn«, wie die DGPPN in einer ganzseitigen Anzeige kundtut.[4] Und gegen Störungen der Gehirnchemie gibt es Pillen. Kein Wunder, dass Psychiater die Lieblinge der Pharmaindustrie sind. Einige von ihnen erwidern die Liebe und dienen Arzneimittelherstellern als bezahlte Berater und Redner. Es ist nicht mehr einzusehen, dass ausgerechnet Inhaber von Lehrstühlen für Psychiatrie von pharmazeutischen Firmen fürstliche Honorare kassieren, ihre Patienten darüber im Unklaren lassen und sich in der Öffentlichkeit als scheinbar unabhängige Experten aufspielen. Ihre Ausflucht, man müsse der Industrie doch helfen, ist billig. Wenn es einem Psychiater wirklich um das Wohl des Patienten geht, dann wird er Pharmaforschern Auskunft geben, ohne dafür die Hand aufzuhalten. Erfreulicherweise haben die ersten Psychiater sich öffentlich von den pharmazeutischen Firmen losgesagt. Sie sind der lebende Beweis dafür, dass es auch anders geht.

Die Utopie der Selbstoptimierung

Früher sahen die Menschen in Psychopharmaka und Psychotherapie einen Eingriff in ihre Freiheit. Sie waren gelassener und vertrauten mehr auf ihre eigenen Kräfte, um Befindlichkeitsstörungen zu überwinden. Doch das hat sich gewandelt. Viele von uns erliegen dem Leistungsdruck und den Verheißungen der Seelenindustrie, die Psyche optimieren zu können. Früher war es auch akzeptiert, wenn ein Mensch einmal nicht funktionierte. Heute nehmen viele von uns, wenn wir Stress spüren, Psychopharmaka. Citalopram gegen Depressionen, Lorazepam gegen Angst, Zolpidem gegen Schlafstörungen, Modafinil gegen Schläfrigkeit (Nebenwirkung des Citaloprams) und Sildenafil gegen Mannesschwäche (noch eine Nebenwirkung des Citaloprams). Es liege im Trend, schreibt Ralph Hertwig, Psychologe und Direktor am Max-Planck-Institut für Bildungsforschung in Berlin, »auf die Belastungen der modernen Arbeitswelt – hohes Arbeitstempo, stetige Veränderungsprozesse, ständige Verfügbarkeit und multiple Anforderungen – zu reagieren, indem man zu leistungssteigernden Wirkstoffen greift«.[5] In einem Memorandum zum »Neuro-Enhancement« sehen sieben führende Forscher keine prinzipiellen Einwände mehr, die Psyche pharmakologisch zu verbessern.[6] Den Leistungsdruck freilich würde das noch verschärfen. Wer nicht mitmacht, sagt Ralph Hertwig, der »müsste sich mit schlechteren Schulnoten, schlechterem und niedrigerem sozialem Status abfinden«.

Allein: Es fehlen die Belege, dass ADHS-Mittel und Antidepressiva die kognitive Leistung überhaupt verbessern. Wer das glaubt, der übersieht, dass die Kognition – wie so vieles in der Evolution – das Ergebnis von Kompromissen und Abwägungen ist. Es geht um einen Ausgleich zwischen Kosten und Nutzen. Manchmal kann es gut sein, nicht zu lange über ein Problem nachzudenken, sondern zu handeln. Der Psychologe Ralph Hertwig hält den Versuch, die Seele mit Psychopharmaka zu verbessern, für einen faustischen Pakt: »die Hoffnung auf ein optimiertes Gehirn gegen ein weitgehend unbekanntes Risiko schwerwiegender Nebenwirkungen und Folgeschäden«.[7]

Bei aller Kritik darf man reales Leid nicht übersehen

Unabhängige Psychiater mahnen zum vorsichtigen Umgang mit Psychopharmaka. Es darf jedoch nicht vergessen werden, dass bestimmte Mittel bei richtiger Indikation ihre Berechtigung haben. Und so überfällig auch die Kritik an der Ausweitung der Psychiatrie ist – sie darf nicht dazu führen, die Leiden der wirklich seelisch kranken Menschen zu übersehen. Ihre Störungen sind real und dürfen nicht verharmlost werden. Einem Menschen mit Depression und Suizidgefährdung zu sagen, seine Erkrankung sei eine Erfindung und er müsse sich nur »zusammenreißen«, das wäre Hohn. Ein romantisierender Blick auf Erkrankungen der Seele verbietet sich. Die Autorin Janine Berg-Peer berichtet vom Leben mit ihrer psychisch erkrankten Tochter, und ihren wichtigen Erfahrungsbericht hat sie eindrücklich überschrieben: *Schizophrenie ist scheiße, Mama!*[8]

Leichter Fall, großes Stigma

Während die Prävalenz der schweren psychischen Erkrankungen in der Vergangenheit auf dem gleichen Niveau geblieben ist, steigen die Diagnosen der leichten Fälle dramatisch. Und dieser Psycho-Light-Boom geht zu Lasten der wirklich psychisch Kranken. Menschen mit einer Schizophrenie müssen heute viele Monate auf einen Therapieplatz warten oder bekommen gar keinen, weil die leichten Fälle die Behandlungsplätze belegen. Die Psychotherapie wird vergleichsweise lukrativ vergütet, so dass niedergelassene Psychiater vermehrt nur noch als ärztliche Psychotherapeuten arbeiten. Sie fehlen dann, um Menschen mit schweren psychischen Erkrankungen zu behandeln.

Eine besonders gravierende Folge des Diagnosewahns machen sich viele Menschen nicht ausreichend klar: Individuen mit letztlich normalen Verhaltensweisen bekommen ein Stigma, das sie kaum mehr loswerden. Das Verhalten an den Rändern mag extrem sein, aber doch ist es Teil des Spektrums. Menschen mit einer psychischen Diagnose werden aber so dargestellt, als stünden sie außerhalb dieses Spektrums. Psychiater und Psychologen legen Wert darauf, die von ihnen diagnostizierten Menschen keinesfalls »geisteskrank« zu nennen. Lieber sagen sie »seelisch gestört«. Doch so wie »geisteskrank« einst ein gebräuchliches Wort war, so wird auch »seelisch gestört« eines Tages wie ein Schimpfwort klingen. Insbesondere Kinder und Jugendliche sind gefährdet, als seelisch gestört kategorisiert zu werden. Gerade in der Kindheit treten Entwicklungskrisen auf, die nicht immer diagnostiziert und medizinisch behandelt werden sollten. Doch einmal zu den Akten genommen, kann einen der Stempel ADHS oder ODD oder DMDD während der ganzen Schullaufbahn verfolgen und weit darüber hinaus. Auch die scheinbar gesellschaftsfähig gewordene Diagnose Burnout kann dem Einzelnen böse nachhängen, wenn er die Krankenkasse wechseln möchte oder einen Job sucht.

Die Grenzen der Psychiatrie

Die Stigmatisierung stellt die Verhältnisse auf den Kopf. Sie schiebt dem Einzelnen die Schuld an seinen Alltagsschwierigkeiten zu und unterstellt einen psychischen Makel. Dabei verfügen die betroffenen Menschen über das komplette biologische Potential. Deutlich lässt sich das bei Kindern und Jugendlichen ablesen. Mehr als 20 Prozent der Grundschüler in Deutschland sind heute in Therapie. Das liegt aber nicht an einer Störung der Gehirnchemie – vielmehr wachsen die allermeisten dieser Kinder in einer Umwelt auf, in der eine besonders schlimme Form von Armut herrscht – die Anregungsarmut.

Der bereits erwähnte Kinderarzt Ulrich Fegeler betreibt mit Kollegen in Berlin-Spandau eine Praxis. Immer wieder sieht er Kinder, die biologisch völlig gesund sind, aber mehr oder weniger schlecht angeregt werden. Das betrifft die frühkindliche Entwicklung, die sprachliche Kommunikation, die Motorik, das soziale Verhalten, die kognitive Anregung – und damit die Entwicklung der Intelligenz. »Das Problem ist, dass diese Kinder, wenn die Anregung nicht ausreichend stattfindet, entsprechende Defizite zeigen«, sagt Ulrich Fegeler. »Und diese Defizite schlagen sich im Medizinbereich nieder. Sie betreffen die Sprache, aber auch das Verhalten und äußern sich später dann als Lernstörung, motorische Unruhe, teilweise als aggressives, unruhiges Verhalten.«[9] Und diese Kinder sind es, die nun in den Statistiken in der Rubrik seelisch gestört auftauchen. Früher habe es immer mal so ein Kind in einer Grundschulklasse gegeben, so Fegeler, heute seien es sechs oder sieben.

Die Kinderärzte und Kinderpsychiater stellen dann ihre Diagnosen und verschreiben Psychopharmaka oder Heilmittel wie Ergotherapie und Logopädie. Das kann zum Beispiel bedeuten: Ein Kind, in dessen Familie nicht miteinander gesprochen wird, erhält einmal in der Woche eine Stunde Sprachtherapie – und ist dann wieder die ganze Woche in seiner anregungsarmen Umgebung. Das ist absurd. Ärzte können gesellschaftliche Missstände nicht mit ihren Mitteln heilen. »Wir erkennen die Probleme früh, wenn wir die Kinder untersuchen, aber wir brauchen andere Einrichtungen und andere Hilfesysteme«, sagt Kinderarzt Fegeler, der mit namhaften Experten das Deutsche Kinder-Bulletin gegründet hat. Diese Initiative, die für jedes Kind eine Chance fordert, zielt in die richtige Richtung. Hier ist nicht die Psychiatrie gefragt, sondern die Gesellschaft gefordert.

Ähnliches gilt auch für das Klima auf der Arbeit und die Arbeitslosigkeit. Hier sind es ebenfalls die sozialen Prozesse, die den Menschen »in den Wahnsinn treiben«. Zwar gab es noch nie so viele Erwerbstätige in Deutschland wie heute. Doch trotz des Jobwunders wächst die Armut. Menschen mit befristeten Jobs, Leiharbeit und Minijobs verdienen so wenig, dass sie in die Armut abrutschen. Menschen in prekären Arbeitsverhältnissen oder ganz ohne Job haben häufiger Diagnosen einer Depression als Menschen in gesicherten Verhältnissen. Ein Drittel der Bürger, die Arbeitslosengeld beziehen (Hartz IV), hat aktuell eine Diagnose für eine psychische Erkrankung. Ein Vorstandsmitglied der Bundesagentur für Arbeit forderte Arbeitgeber nun auf, diesen Menschen eine Chance zu geben, gerade weil sie psychisch krank seien.[10] Doch jeder Mensch hat ein Recht auf Arbeit. Die Gesellschaft muss alles tun, sichere und fair bezahlte Arbeitsplätze anzubieten.

Auch die Umwelt ist des Glückes Schmied

Viele Coaches und Psychotherapeuten spielen den sozialen Einfluss auf das seelische Wohlbefinden herunter und tun gerade so, als könne man glücklich werden, wenn man nur die rechte Einstellung zeige. Nur 10 Prozent des Glücks hängen von den äußeren Umständen ab, aber 40 Prozent vom eigenen Verhalten. Die »positive Psychologie« hat in den vergangenen Jahren einen Siegeszug in der Psychotherapie und psychologischen Beratung angetreten. Mit den größten Problemen könne man leben lernen – man müsse nur positiv denken. In den Ohren eines Langzeitarbeitslosen dürfte das wie blanker Hohn klingen. Der Psychologe Benedikt Rogge von der Universität Bremen urteilt nach seinen ausführlichen Interviews mit arbeitslosen Menschen wie folgt: »So sehr es gut und richtig ist, den Blick in der Gesundheitsforschung und -förderung auf Ressourcen statt auf Defizite zu richten, so falsch ist die pauschale Annahme, dass Menschen es grundsätzlich selbst ›in der Hand haben‹, zufrieden zu leben‹. Arbeitslosigkeit, prekäre Beschäftigung und belastende Erwerbstätigkeiten sind Beispiele für Lebenssituationen, in denen der Handlungsspielraum zum Teil massiv eingeschränkt ist«, schreibt Rogge, und weiter: »Das Leiden an der Arbeitslosigkeit hat soziale Ursachen. Es ist gesellschaftsgemacht.«[11]

Arbeitslosigkeit und andere gesellschaftliche Missstände dürfen wir nicht bei der Psychiatrie abladen. Wenn soziale Probleme wie Überlastung auf der Arbeit, befristete Arbeitsverhältnisse, Dumpinglöhne, schlechtes Betriebsklima, fehlende Zeit für die Familie, mangelnde Angebote für Kinder, schlechte Ausstattung der Schulen zur seelischen Erkrankung Einzelner erklärt werden, dann bleiben diese ungelöst. Am Ende ist das Individuum entmachtet. Es wird zum Patienten erklärt und kann keinen Protest mehr gegen jene gesellschaftlichen Zustände organisieren, die es krank gemacht haben. Wir müssen uns davor hüten, in diese Psychofalle zu tappen.

Gabriele Müller, die Berlinerin mit der Diagnose posttraumatische Verbitterungsstörung, ist nicht in die Falle gegangen. Sie hat sich von ihrer Diagnose nicht beirren lassen, die Psychopharmaka einfach nicht genommen und Bewerbung auf Bewerbung geschrieben. Auf diese Weise hat sie sich das Heilmittel selbst besorgt: eine feste Anstellung. Dafür ist sie von Berlin in eine andere Stadt gegangen. Frau Müller sagt: »Es geht mir gut!«[12]

Diese erfreuliche Geschichte beweist: Es ist falsch, sozial benachteiligten Menschen zu bedeuten, sie seien psychisch krank, wenn sie ihre Lage nicht akzeptieren. Vielmehr müssen wir die gesellschaftlichen Umstände so verändern, dass Menschen erst einmal Perspektiven geboten bekommen, um glücklich leben zu können.

Ein neuer Blick auf die Psyche

Und noch etwas lehrt die Geschichte von Gabriele Müller: Die menschliche Seele ist wehrhafter, als uns manche Psychiater und Psychologen glauben machen wollen. Es ist an der Zeit für einen anderen Blick auf die Psyche. Nicht jedes unerfreuliche Ereignis löst ein Trauma aus. Rückschläge, Zurückweisungen und Stimmungsschwankungen gehören zum Leben dazu – es wäre übertrieben, darin gleich eine Depression zu sehen. Natürliche Leidenszustände sollte man nicht dramatisieren. Die Stiftung Depressionshilfe steht nicht im Verdacht, psychische Störungen zu verharmlosen. Und sie sagt: »Jeder Mensch kennt Sorgen, Bedrücktheit, das Gefühl der Überforderung, der Erschöpftheit am Morgen, der Trauer und andere völlig gesunde Reaktionen auf die oft bitteren Umstände des Lebens.«[13] Der Rostocker Psychiater Wolfgang Schneider mahnt ebenfalls: »Wir müssen uns hüten, alles so hochzukochen. Wir sollten die Probleme ernst nehmen, aber dürfen sie nicht pathologisieren.«[14] Das ist wichtig, um den Menschen nicht seiner natürlichen Fähigkeit zu berauben, mit seelischen Belastungen selber fertig werden zu können. Ein

Zuviel an Psycho kann Erkrankungen erzeugen, wo keine sind.

Jeder Mensch erlebt immer wieder Phasen, in denen er sich neu ausrichtet. Aneinandergereiht ergeben diese Phasen das Leben: Kindheit, Pubertät, Ausprägung der eigenen Identität, Ablösung vom Elternhaus, Freundschaften und Beziehungen, der Einstieg in den Beruf, die Rushhour des Leben mit Karriere und Familiengründung, Trennungen, soziale und berufliche Niederlagen und schlicht das Alter. Kurzfristige Gemütsschwankungen erlebt man ebenso wie Schaffensphasen, die von gewaltigen Selbstzweifeln geplagt sind. Der Psychologe Thomas Bock vom Universitätsklinikum Hamburg-Eppendorf sagt: Solche »Krisenzeiten bieten Chancen für neue Entwicklungen und sind als solche notwendig und unvermeidbar. Sie können auch bei gesunden und stabilen Menschen mit erheblichen Irritationen verbunden sein. Solche Übergangsphasen zu unterdrücken birgt das Risiko psychischer Störungen.«[15]

Das seelische Befinden erstreckt sich über ein Kontinuum. Vom Spießer, der in seiner Angepasstheit schon wieder ungewöhnlich sein kann, bis zum Exzentriker, der spießerhaft Wert auf seine Unangepasstheit legt, reicht das Spektrum. Sogar extreme Persönlichkeitsmerkmale, die großen Leidensdruck erzeugen können, sind nicht nur pathologisch. Menschen mit ungewöhnlichen Verhaltensweisen aus diesem natürlichen Kontinuum herauszulösen und als Patienten zu bezeichnen, das würde der Natur der menschlichen Psyche nicht gerecht. Anzeichen von seelischen Störungen sollten »als extreme Ausprägungen von normalen Mechanismen zur Anpassung beschrieben werden«, sagt der Psychiater Martin Brüne von der Universität Bochum.

Und ob diese Ausprägungen überhaupt als störend wahrgenommen werden, das hängt von den kulturellen Einflüssen ab. Zustände, die in der einen Gesellschaft als krank gelten, mögen in einer anderen als normal durchgehen. Gerade die westliche Psychiatrie, die mit ihren Klassifikationssystemen den Anspruch erhebt, für alle Menschen dieser Welt zu gelten, übersieht das geflissentlich. Dabei haben wir gesehen, wie wachsweich ihre Kriterien sind und wie sie sich ihren eigenen Markt erschafft, indem sie die diagnostischen Schwellen absenkt. Aber »nicht jeder Zustand des Traurigseins wird zur Depression; ruhelose und neugierige Kinder haben nicht notwendigerweise ADHS und so weiter. Menschen, die in dem Gebiet arbeiten, sollten sich dieser Selbstkritik bewusst sein, um die Überdiagnose psychiatrischer Zustände zu vermeiden.«[16]

Viele Facetten der menschlichen Psyche sind im Laufe der Stammesgeschichte darauf ausgelegt worden, soziale Probleme zu lösen: Wir kooperieren mit anderen, suchen einen Partner und streben einen gewissen Status im Leben an. Wenn das nicht so klappt, wie wir uns das vorstellen, dann leidet die Seele. Viele Gefühle, die Ärzte heute zu psychischen Störungen erklären, gehören zu diesen natürlichen Verhaltensweisen. Wer diese scheinbar störenden Gefühle wegmachen will, der erzeugt eine seelische Monokultur. Und wenn es mit einem allmächtigen Psychopharmakon gelänge, alle Marotten, Mätzchen und Macken aus der Welt zu schaffen, dann stellt sich die Frage: Wer wollte in einer solchen Welt leben? Menschen, die nicht perfekt funktionieren, bereichern die Gesellschaft ungemein. Ohne Störungen würde die Anpassung übermächtig – es wäre fatal, die Psyche schleifen zu wollen. Die Fähigkeit der Seele, positive und negative Gefühle erleben zu können, hat den Menschen zum Menschen gemacht und unterscheidet ihn von allen anderen Arten.

Lassen wir uns nicht irremachen!

Dank

Dieses Buch beruht auf Studien, wissenschaftlichen Publikationen und Vorarbeiten vieler Menschen, denen ich Dank schulde. Insbesondere danke ich den Menschen mit psychischer Diagnose, den Psychologen und Psychiatern, die sich Zeit nahmen, mir persönlich Auskunft zu geben. Ihre Geschichten und Einschätzungen zu hören war ein Genuss. Sie zu meiner These zu verdichten war lehrreich und spannend. Sollten dabei Fehler unterlaufen sein, so gehen sie allein auf mich zurück.

Georg Mascolo und die Chefredaktion des *Spiegel* haben es genehmigt, dass ich dieses Projekt verwirklichen konnte. Ich bin ihnen zu großem Dank verpflichtet. Teile des Buches gehen zurück auf Artikel, die ich für den *Spiegel* geschrieben habe. Meine Ressortleiter Johann Grolle, Olaf Stampf und Rafaela von Bredow haben das Projekt unterstützt, und ich danke ihnen sehr dafür. Dank gebührt auch Matthias Landwehr und seinen Mitarbeitern, die das Buch hervorragend vertreten haben. Das Manuskript habe ich an Wochenenden, Feiertagen und im Urlaub angefertigt – ich danke meinen Kindern und meiner Frau für diese Freiheit. Mein besonderer Dank geht an Nina Sillem im S. Fischer Verlag, die den Anstoß zu diesem Buch gab.

Quellen

VORWORT **Keine Seele ohne Makel**

1 William Copeland et al.: Cumulative Prevalence of Psychiatric Disorders by Young Adulthood: A Prospective Cohort Analysis from the Great Smoky Mountain Study, *Journal of the American Academy of Child and Adolescent Psychiatry*. 2011 März; 50 (3), S. 252–261. doi: 10.1016/j.jaac.2010.12.014.
2 In Europa nehmen bereits 8 Prozent aller Menschen Antidepressiva. Vgl.: www.aerzteblatt.de/nachrichten/46330/Acht-Prozent-der-Europaeer-nehmen-Antidepressiva.
3 Wolfgang Schneider: Medikalisierung sozialer Prozesse, *Psychotherapeut* 2013, 58, S. 219–236. doi: 10.1007/s00278-013-0977-5.

KAPITEL 1 **Die Normalen werden wahnsinnig**

1 Machado de Assis: *Der Irrenarzt*, Bern 1953.
2 Gabriele Müller heißt in Wahrheit anders. Ich habe die Frau für eine *Spiegel*-Titelgeschichte (»Die Psycho-Falle«) interviewt. Jörg Blech: Wahnsinn wird normal, *Der Spiegel* Nr. 4/2013.
3 Michael Linden et al.: Die posttraumatische Verbitterungsstörung (PTED), *Der Nervenarzt* 2004, 75: S. 51–57.
4 Allen Frances: *Normal*, Köln 2013.
5 Presseinformation der DGPPN vom 15. April 2013.
6 Manfred Lütz: *Irre!*, Gütersloh 2011.
7 Klaus Dörner: In der Fortschrittsfalle, *Deutsches Ärzteblatt* 2002; 99 (38): A-2462 / B-2104 / C-1970.
8 Benedikt Rogge: *Wie uns Arbeitslosigkeit unter die Haut geht*, Konstanz 2013.
9 Ebd.

KAPITEL 2   Vorsicht, Diagnose!

1 Pat Croskerry: Achilles heels of the ED: Delayed or missed diagnoses, *ED Legal Letter*, 14, Oktober 2003, S. 109–120.
2 Lynn Payer: *Disease-Mongers*, New York 1992.
3 Jordan Smoller: The Etiology and Treatment of Childhood, *Journal of Polymorphous Perversity*. Undatierte satirische Veröffentlichung.
4 Ulrich Streeck: Die generalisierte Heiterkeitsstörung, *Forum Psychoanal* 2000, 16, S. 116–122.
5 *Presse-Info Psychiatrie und Psychotherapie* der Deutschen Gesellschaft für Psychiatrie, Psychotherapie und Nervenheilkunde: Das Dorian-Gray-Syndrom, März 2002.
6 Klaus Wahle (Herausgeber): *Deutschlands neue Männerkrankheit: »Käfig-Tiger-Syndrom«*, Münster 2003.
7 Beate Muschalla und Michael Linden: Arbeitsplatzängste und Arbeitsplatzphobie und ihre Auswirkungen auf die berufliche Partizipation, *Versicherungsmedizin* 61 (2009) Heft 2, S. 63–68.
8 G. Swaminath: Internet addiction disorder: Fact or Fad? Nosing into Nosology, *Indian Journal of Psychiatry*. 2008 Jul-Sep; 50 (3): S. 158–160. doi: 10.4103/0019-5545.43622, PMCID: PMC2738353.
9 *Deutsches Ärzteblatt*, Heft 1, Januar 2010.
10 Im Unterschied zu neurologischen Erkrankungen wie der Demenz vom Typ Alzheimer.
11 Louis Charland: A Madness for Identity: Psychiatric Labels, Consumer Autonomy, and the Perils of the Internet, *Philosophy, Psychiatry, & Psychology*, Volume 11, Number 4, Dezember 2004, S. 335–349.

KAPITEL 3   Irren mit Zahlen

1 Pressemitteilung der Vereinigung psychotherapeutisch tätiger Kassenärzte vom Juni 2002.
2 *Presse-Info Psychiatrie und Psychotherapie* der Deutschen Gesellschaft für Psychiatrie, Psychotherapie und Nervenheilkunde vom September 2002.
3 Norbert Schmacke: Häufigkeit seelischer Erkrankungen, *G+G Wissenschaft (GGW)* 2012, Jg. 12, Heft 3 (Juli), S. 7–15.

4 Dirk Richter, Klaus Berger und Thomas Reker: Nehmen psychische Störungen zu? Eine systematische Literaturübersicht, *Psychiatrische Praxis* 2008; 35 (7), S. 321–330. doi: 10.1055/s-2008-1067570.
5 Ebda.
6 *Presse-Info Psychiatrie und Psychotherapie* September 2002.
7 Wolfgang Schneider: Medikalisierung sozialer Prozesse, *Psychotherapeut* 2013, 58, S. 219–236. doi: 10.1007/s00278-013-0977-5.
8 Hans-Ulrich Wittchen et al.: The size and burden of mental disorders and other disorders of the brain in Europe 2010, *European Neuropsychopharmacology* 2011 Sep; 21 (9), S. 655–79. doi: 10.1016/j.euroneuro.2011.07.018.
9 Schmacke: Häufigkeit seelischer Erkrankungen, a. a. O., S. 7–15.
10 Edward Shorter: *Moderne Leiden*, Reinbek 1994.
11 *Presse-Info Psychiatrie und Psychotherapie* September 2002.
12 Pressemitteilung der IG Metall vom 27. 9. 2011.
13 Frank Jacobi: Nehmen psychische Störungen zu?, *Report Psychologie*, 34, 1, 2009.
14 Ramin Mojtabai: Clinician-Identified Depression in Community Settings: Concordance with Structured-Interview Diagnoses, *Psychotherapy and Psychosomatics* 2013; 82, S. 161–169. (doi: 10.1159/000345968).
15 Asmus Finzen: *Warum werden unser Kranken eigentlich wieder gesund?*, Bonn 2012.

KAPITEL 4   **Seelsorge für die Industrie**

1 B. C. Pilecki et al.: The influence of corporate and political interests on models of illness in the evolution of the DSM. *European Psychiatry.* 2011 Apr; 26 (3), S. 194–200. doi: 10.1016/j.eurpsy.2011.01.005. Epub 2011 Mar 12.
2 Jörg Blech: Seelsorge für die Industrie, *Der Spiegel* Nr. 20/2011.
3 Klaus Lieb: Mein Essen bezahle ich selbst! *Spektrum der Wissenschaft* Juni 2013, Seite 36.
4 Persönliche Mitteilung von Andreas Heinz.
5 Andrea Pfennig et al.: Diagnostik und Therapie bipolarer Störungen: Empfehlungen aus der aktuellen S3-Leitlinie/Clinical practice guideline: The diagnosis and treatment of bipolar disorder – recom-

mendations from the current S3 guideline, *Deutsches Ärzteblatt International* 2013; 110 (6), S. 92–100. doi:10.3238/arztebl.2013.0092.

6 Peter Falkai traf ich erstmals für einen *Spiegel*-Artikel (vgl.: Jörg Blech: Seelsorge für die Industrie, *Der Spiegel* Nr. 20/2011). Seine Einstellung zu persönlichen Industriehonoraren hat Peter Falkai in einer persönlichen Mitteilung am 11. November 2013 bekräftigt.

7 Lieb: Mein Essen bezahle ich selbst!, a. a. O., S. 36.

8 Ebd.

KAPITEL 5 **Die Natur der Seele**

1 Daniel Lieberman traf ich erstmals für eine *Spiegel*-Titelgeschichte in dessen Labor an der Harvard University. Vgl.: Jörg Blech: Geheimnis der Gesundheit, *Der Spiegel* Nr. 40/2009.

2 Randolph Nesse und George Williams: *Warum wir krank werden*, München 1997.

3 Neil Shubin: *Der Fisch in uns*, Frankfurt am Main 2011.

4 Martin Brüne und Ze'ev Hochberg: Evolutionary medicine – the quest for a better understanding of health, disease and prevention, *BMC Medicine*. 2013 April 29; 11: 116. doi: 10.1186/1741-7015-11-116.

5 Randolph Nesse: Darwinian medicine and Mental Disorders, *Elsevier International Congress Series*, 1296, S. 83–94, 2006.

6 Martin Brüne et al.: The crisis of psychiatry – insights and prospects from evolutionary theory, *World Psychiatry*. 2012 Februar; 11(1), S. 55–57.

7 Felix Hasler: *Neuromythologie*, Bielefeld 2013.

8 Rachel Wurzman und James Giordano: Differential susceptibility to plasticity: a ›missing link‹ between gene-culture co-evolution and neuropsychiatric spectrum disorders?, *BMC Medicine* 2012, 10:37 doi: 10.1186/1741-7015-10-37.

9 Persönliche Mitteilung Martin Brüne vom 12. Juli 2013.

10 Jay Belsky et al.: Vulnerability genes or plasticity genes?, *Molecular Psychiatry*, 2009 Aug; 14(8), S. 746–54.

11 Persönliche Mitteilung von Martin Brüne vom 12. Juli 2013.

KAPITEL 6   **Das letzte normale Kind**

1 news.msu.edu/media/documents/2010/08/d686acc3-5efd-407e-a3ae-334f81b4593d.pdf.
2 Richard Morrow et al.: Influence of relative age on diagnosis and treatment of attention-deficit/hyperactivity disorder in children, *Canadian Medical Association Journal (CMAJ)*. 2012 April 17; 184 (7): S. 755–62. doi: 10.1503/cmaj.111619. Epub 2012 Mar 5.
3 Katrin Bruchmüller, Jürgen Margraf und Silvia Schneider: Is ADHD Diagnosed in Accord With Diagnostic Criteria? Overdiagnosis and Influence of Client Gender on Diagnosis, *Journal of Consulting and Clinical Psychology* 2012. doi: 10.1037/a0026582.
4 Der Name des Jungen ist verändert. Ich habe ihn getroffen und seine Mutter für einen Artikel im *Spiegel* gesprochen. Vgl.: Jörg Blech: Psychopille & Pausenbrot, *Der Spiegel* 26/2013.
5 Die Auswertung bezieht sich auf das Jahr 2011. Auftraggeber der Studie ist die gesetzliche Krankenkasse Barmer GEK.
6 Eduard Seidler: »Zappelphilipp« und ADHS: Von der Unart zur Krankheit, *Deutsches Ärzteblatt* 2004; 101 (5): A-239 / B-207 / C-199.
7 Zitiert nach James Swanson et al.: Attention-deficit hyperactivity disorder and hyperkinetic disorder, *Lancet*. 1998 Feb 7; 351 (9100), S. 429–33.
8 Persönliche Mitteilung von Leon Eisenberg vom 3. Februar 2009.
9 Broschüre *Tipps für Pädagogen – Ein Kind mit ADHS*, herausgeben von Medice, Iserlohn. Undatiert.
10 Broschüre *Informationen für Eltern – ADHS*, herausgegeben von Medice, Iserlohn. Undatiert.
11 www.mehr-vom-tag.de. Zugriff am 17. Oktober 2013.
12 Seidler: »Zappelphilipp« und ADHS: Von der Unart zur Krankheit, a. a. O., 2004.
13 *Mainpost* vom 10. Februar 2013.
14 Klaus-Peter Lesch et al.: Association of Anxiety-Related Traits with a Polymorphism in the Serotonin Transporter Gene Regulatory Region, *Science*, 1996: Vol. 274 no. 5292, S. 1527–1531. doi: 10.1126/science.274.5292.1527.
15 Leon Eisenberg: Commentary with a Historical Perspective by a Child Psychiatrist: When »ADHD« Was the »Brain-Damaged

Child«, *Journal of Child and Adolescent Psychopharmacology*, Juni 2007, 17(3), S. 279–283. Der Artikel steht als pdf im Internet: http://online.liebertpub.com/doi/pdfplus10.1089/cap.2006.0139.

16 Leon Eisenberg: Are genes destiny? Have adenine, cytosine, guanine and thymine replaced Lachesis, Clotho and Atropos as the weavers of our fate?, *World Psychiatry*, 2005 Februar; 4 (1), S. 3–8.

17 Mein Treffen mit Leon Eisenberg fand am 3. Februar 2009 in dessen Wohnung in Cambridge (Massachusetts) statt. Am 15. September 2009 ist Leon Eisenberg verstorben. Das Interview fand zunächst für ein anderes Buch statt. Vgl.: Jörg Blech: *Gene sind kein Schicksal*, Frankfurt am Main 2012.

18 Broschüre zu Ritalin, Ritalin LA und AD(H)S der Firma Novartis, die auf dem Stand März 2012 beruht. Undatiert.

19 Johannes Hebebrand et al.: Zunahme der Häufigkeit medikamentöser Behandlungen, ethische Prinzipien und Interessenkonflikte in der Kooperation mit der pharmazeutischen Industrie, *Zeitschrift für Kinder- und Jugendpsychiatrie und Psychotherapie*, 40 (3), 2012, S. 133–138.

20 *Presse-Info Psychiatrie und Psychotherapie* der Deutschen Gesellschaft für Psychiatrie, Psychotherapie und Nervenheilkunde November 2002.

21 Patientenratgeber »ADHS im Erwachsenenalter« der Medice Pharma GmbH. Undatiert.

22 www.mehr-vom-tag.de/g_wer_ist_betroffen, Zugriff am 3. Dezember 2013.

23 www.ipetitions.com/petition/dsm5/, Zugriff am 30.11.2013.

24 Daniel Carlat: *Unhinged*, New York 2010.

25 Robert Whitaker: *Anatomy of an Epidemic*, New York 2010.

26 Joaquim Radua et al.: Multimodal meta-analysis of structural and functional brain changes in first episode psychosis and the effects of antipsychotic medication, *Neuroscience & Biobehavioral Review* 2012 Nov; 36 (10), S. 2325–2333. doi: 10.1016/j.neubiorev.2012.07.012. Epub 2012 Aug 10.

27 Asmus Finzen: Neuroleptika für Kinder? Ein Lehrstück, *Soziale Psychiatrie* 1/2010.

28 Christoph Correll et al.: Cardiometabolic risk of second-generation antipsychotic medications during first-time use in children and

adolescents, *The Journal of the American Medical Assoiation (JAMA)*, 2009 Oct 28; 302 (16), S. 1765–1773. doi: 10.1001/jama. 2009.1549.
29 Persönliche Mitteilung von Ellen Leibenluft vom 21. Januar 2013.
30 Melissa Brotman et al.: Prevalence, clinical correlates, and longitudinal course of severe mood dysregulation in children, *Biological Psychiatry*, 2006 Nov 1; 60 (9): S. 991–997.
31 www.dsm5.org/Documents/Disruptive%20Mood%20 Dysregulation%20Disorder%20Fact%20Sheet.pdf.
32 Wolfram Meyerhöfer: Vom Konstrukt der Rechenschwäche zum Konstrukt der nicht bearbeiteten stofflichen Hürden (nbsH), *Pädagogische Rundschau* 2011, 65. Jahrgang, S. 401–426.

KAPITEL 7 **Manisch pubertär**

1 Pressemitteilung des Max-Planck-Instituts für Demografische Forschung in Rostock vom 18. August 2011.
2 Ze'ev Hochberg und Jay Blesky: Evo-devo of human adolescence: beyond disease models of early puberty, *BMC Medicine* 2013, 11:113 www.biomedcentral.com/1741-7015/11/113.
3 Kerstin Konrad et al.: Hirnentwicklung in der Adoleszenz, *Deutsches Ärzteblatt International* 2013; 110 (25), S. 425–431. doi: 10.3238/arztebl.2013.0425.
4 Jay Giedd: Structural Magnetic Resonance Imaging of the Adolescent Brain, *Annals of the New York Academy of Science*, 2004 Juni; 1021, S. 77–85.
5 Konrad et al.: Hirnentwicklung in der Adoleszenz, a. a. O., 2013.
6 BJ Casey et al.: The Adolscent Brain, Volume 1124, *The Year in Cognitive Neuroscience*, S. 111–126, März 2008.
7 Konrad et al.: Hirnentwicklung in der Adoleszenz, a. a. O., 2013.
8 Beate Herpertz-Dahlmann et al.: Erwachsenwerden ist schwer, *Deutsches Ärzteblatt International* 2013; 110 (25), S. 432–440; doi: 10.3238/arztebl.2013.0432.
9 Ming Tsuang et al.: Attenuated psychosis syndrome in DSM-5, *Schizophrenia Research* 2013 Oktober; 150 (1), S. 31–35. doi: 10.1016/j.schres.2013.05.004. Epub 2013 Juni 14. PubMed ID: 23773295.

10 Jim van Os et al.: A systematic review and meta-analysis of the psychosis continuum: evidence for a psychosis proneness-persistence-impairment model of psychotic disorder. *Psychological Medicine* 2009 Feb; 39 (2), S. 179–195. doi: 10.1017/S0033291708003814. Epub 2008 Jul.

11 Asmus Finzen: *Stigma psychische Krankheit*, Köln 2013.

12 BA Gaudiano und M Zimmerman: Prevalence of attenuated psychotic symptoms and their relationship with DSM-IV diagnoses in a general psychiatric outpatient clinic, *Journal of Clinical Psychiatry*, 2013 Feb; 74 (2), S. 149–155. doi: 10.4088/JCP.12m07788. Epub 2012 Oct 2.

KAPITEL 8 **Vom Segen der Angst**

1 *Diagnostisches und Statistisches Manual Psychischer Störungen – Textrevision*, Göttingen 2003.

2 Susie Scott: The medicalisation of shyness: From social misfits to social fitness. *Sociology of Health & Illness*, Vol. 28 No. 2 2006 ISSN 0141-9889, S. 133–153. doi: 10.1111/j.1467-9566.2006.00485.x.

3 *Deutsches Ärzteblatt*, Heft 10, Oktober 2011.

4 *Die Zeit* vom 4. Oktober 1996.

5 *Die Welt* vom 12. Oktober 2007.

6 Hans-Ulrich Wittchen et al.: Prävalenz und Korrelate Generalisierter Angsstörung in der Allgemeinarztpraxis, *Fortschritte der Medizin* 119. Jg. – Originalien, Sonderheft I/2001, S. 17–25.

7 Jörg Blech: *Die Krankheitserfinder*, Frankfurt am Main 2010.

8 Susie Scott: The medicalisation of shyness: From social misfits to social fitness, *Sociology of Health & Illness*, Vol. 28 No. 2 2006, S. 133–153. doi: 10.1111/j.1467-9566.2006.00485.x.

9 www.shyness.com/social-fitness-model.html.

10 Scott: The medicalisation of shyness: From social misfits to social fitness, a.a.O., 2006.

11 Jerome Wakefield: Misdiagnosing normality: Psychiatry's failure to address the problem of false positive diagnoses of mental disorder in a changing professional environment. *Journal of Mental Health*, 2010 Aug; 19 (4), S. 337–51. doi: 10.3109/09638237.2010.492418.

12 Lesley Evans Ogden: Survival of the Shyest, *New Scientist*, 20. April 2013.
13 Isaac Marks und Randolph Nesse: Fear and Fitness: An Evolutionary Analysis of Anxiety Disorders, *Ethology and Sociobiology* 15, S. 247–261, 1994.
14 Ebd.

KAPITEL 9   **Erschöpfende Erschöpfung**

1 Edward Shorter: *Moderne Leiden*, Reinbek 1994.
2 Ebd.
3 Jürgen Hölzinger: Prävention: Krank machende Arbeitswelt, *Deutsches Ärzteblatt* 2011; 108 (16): A-879.
4 Pressemitteilung des NAV-Virchow-Bundes vom 7. März 2011. Sie bezieht sich auf die Studie »Die vertragsärztliche Tätigkeit im Lichte des Burn-out-Syndroms«.
5 Jörg Blech: Schwermut ohne Scham, *Der Spiegel* Nr. 6/2012.
6 Pressemitteilung des Wissenschaftlichen Instituts der AOK vom 19. April 2011.
7 Pressemitteilung der Stiftung Deutsche Depressionshilfe vom 1. August 2013.
8 Pressemitteilung der Stiftung Deutsche Depressionshilfe vom 2. November 2011.

KAPITEL 10   **Die gute Seite der Depression**

1 Jörg Blech: Schwermut ohne Scham, *Der Spiegel* Nr. 6/2012.
2 Paul W. Andrews und J. Anderson Thomson: The bright side of being blue: Depression as an adaptation for analyzing complex problems, *Psychological Review*, 2009 Jul; 116 (3), S. 620–654. doi: 10.1037/a0016242.
3 Die Übersetzung des Zitats habe ich bei Jörg Albrecht in der *Frankfurter Allgemeinen Zeitung* vom 9. März 2010 gefunden.
4 Bettina von Helversen et al.: Performance Benefits of Depression: Sequential Decision Making in a Healthy Sample and a Clinically Depressed Sample, *Journal of Abnormal Psychology*, 2011 Nov; 120 (4): S. 962–968. doi: 10.1037/a0023238. Epub 2011 Apr 18.

5 Joseph P. Forgas: Don't Worry, Be Sad! On the Cognitive, Motivational, and Interpersonal Benefits of Negative Mood, *Current Directions in Psychological Science*, Juni 2013, Vol. 22 No. 3, S. 225–232. doi: 10.1177/0963721412474458.
6 Persönliche Mitteilung von J. Anderson Thomson.
7 Zit. nach: Andrews und Thomson: The bright side of being blue: Depression as an adaptation for analyzing complex problems, a. a. O., 2009.
8 Steven Hollon, Prevention of relapse following cognitive therapy vs medications in moderate to severe depression, *Archive of General Psychiatry*, 2005 Apr; 62 (4), S. 417–422.
9 H. Edmund Pigott et al.: Efficacy and Effectiveness of Antidepressants: Current Status of Research, *Psychotherapy and Psychosomatics*, 2010; 79: S. 267–279. doi: 10.1159/000318293.
10 Andrews und Thomson: The bright side of being blue: Depression as an adaptation for analyzing complex problems, a. a. O., 2009.

KAPITEL 11 **Zwischen Wahn und Wechsel**

1 Das Zitat und den Hinweis auf Louyer-Villermays Werk »Recherches historiques et médicales sur l'hypocondrie, isolée, par l'observation et l'analyse, de l'hystérie et de la mélancolie«, Paris 1802, habe ich gefunden bei Edward Shorter: *Moderne Leiden*, Reinbek 1994.
2 Sylvia Kirchengast: Die Menopause im Spannungsfeld von Natur und Kultur – biologische Grundlagen und kulturelle Einflussfaktoren auf die Phase reproduktiver Seneszenz im Leben der Frau, *Mitteilungen der Anthropologischen Gesellschaft in Wien* (MAGW), Band 141, 2011, S. 41–50.
3 Broschüre der Solvay Arzneimittel GmbH. Undatiert.
4 Pressemitteilung der Schering AG vom 10. Juni 2002.
5 www.bayerpharma.com/de/therapiegebiete/therapiegebiete-a-z/praemenstruelle-dysphorie-pmdd.php.
6 www.sarafem.com. Zugriff am 6. Mai 2002. Heute wird Sarafem von der Firma Warner Chilcott vermarktet, entsprechend wurde die Website verändert.
7 *Diagnostisches und Statistisches Manual Psychischer Störungen – Textrevision*, Göttingen 2003.

8 Marlee King und Jane Ussher: It's not all bad: Women's construction and lived experience of positive premenstrual change, *Feminism & Psychology*, August 2013 vol. 23 no. 3, S. 399–417.
9 Ebd.
10 www.news.utoronto.ca/pms-may-not-exist-research-shows.
11 King und Ussher: It's not all bad: Women's construction and lived experience of positive premenstrual change, a. a. O., 2013.
12 Broschüre *Mann oh Mann – Mein Testosteron*, herausgegeben von der Deutschen Gesellschaft für Mann und Gesundheit in Bad Homburg. Undatiert.
13 Das Wissenschaftliche Institut der AOK hat die Zahlen auf Anfrage für den *Spiegel* ausgewertet. Vgl.: Jörg Blech: Männer in der Menopause, *Der Spiegel* Nr. 35/2013.
14 Lisa Schwartz und Steven Woloshin: Low »T« as in »Template«. How to Sell Disease, *JAMA International Medicine*, 2013 Aug 12; 173 (15): 1460-2. doi: 10.1001/jamainternmed.2013.7579.
15 Kurt Mendel: Die Wechseljahre des Mannes (Climacterium virile), *Neurologisches Zentralblatt*, 1910, Band 29, S. 1124–1136.
16 Hans-Georg Hofer: Gefährliche Jahre, *Ars Medici* 9, 2008, S. 380–383.
17 www.testosteron.de. Zugriff am 30. November 2013.
18 Konsensuspapier »Der alternde Mann«, *Reproduktionsmedizin*, Dezember 2000, Volume 16, Issue 6, S. 439–440.
19 Shehzad Basaria et al.: Adverse Events Associated with Testosterone Administration, *New England Journal of Medicine*, 2010; 363, S. 109–122 Juli 8, 2010. doi: 10.1056/NEJMoa1000485.
20 Schwartz und Woloshin: Low »T« as in »Template«. How to Sell Disease, a. a. O., 2013.
21 SN Seidman: Normative hypogonadism and depression: Does ›andropause‹ exist?, *International Journal of Impotence Research*, 2006 Sep-Okt; 18 (5), S. 415–422. Epub 2006 Jan 5.

KAPITEL 12 **Kommt Zeit, kommt Irrsinn**

1 Alison Abbott: The brain's decline, *Nature*, Volume 492, S. 4, 2012.
2 www.dsm5.org/Documents/Mild%20Neurocognitive%20 Disorder%20Fact%20Sheet.pdf.

3 Renée Beard and Tara Neary: Making sense of nonsense: experiences of mild cognitive impairment, *Sociology of Health & Illness*, Volume 35, Issue 1, S. 130–146, Januar 2013. doi: 10.1111/j.1467-9566.2012.01481.x.

4 www.dsm5.org/Documents/Mild%20Neurocognitive%20 Disorder%20Fact%20Sheet.pdf.

5 Serge Gauthier und Jacques Touchon: Mild Cognitive Impairment Is Not a Clinical Entity and Should Not Be Treated, *Archives of Neurology*, 2005; 62 (7), S. 1164–1166. doi: 10.1001/archneur.62.7.1164.

6 Hanna Kaduszkiewicz et al.: The prognosis of subjects with Mild Cognitive Impairment in general practice – Results of the German study on Ageing, Cognition and Dementia in Primary Care Patients (AgeCoDe Study), *Annals of Family Medicine* (accepted).

7 Jared Reser: Alzheimer's disease and natural cognitive aging may represent adaptive metabolism reduction programs, *Behavioral and Brain Functions* 2009, 5:13 doi:10.1186/1744-9081-5-13.

8 Gerhard Eschweiler et al.: Neue Entwicklungen in der Demenzdiagnostik, *Deutsches Ärzteblatt International* 2010; 107 (39), S. 677–683; doi: 10.3238/arztebl.2010.0677.

9 Pressemitteilung der Deutschen Gesellschaft für Neurologie vom 19. September 2013.

10 Beard and Neary: Making sense of nonsense: experiences of mild cognitive impairment, a. a. O., 2013.

11 Reimer Gronemeyer: *Das 4. Lebensalter*, München 2013.

12 Hanna Kaduszkiewicz et al.: Cholinesterase inhibitors for patients with Alzheimer's disease: systematic review of randomised clinical trials, *BMJ* 2005; 331. S. 321–327.

13 Jörg Blech: *Heillose Medizin*, Frankfurt am Main 2007.

14 Kaduszkiewicz et al.: Cholinesterase inhibitors for patients with Alzheimer's disease: systematic review of randomised clinical trials, a. a. O., 2005.

15 Denis Grady: Minimal Benefit is seen in drugs for Alzheimer's, *The New York Times* vom 7. April 2004.

16 Marina Maggini et al.: (2006) Cholinesterase Inhibitors: Drugs Looking for a Disease?, *PLOS Medicine* 3 (4): e140. doi: 10.1371/journal.pmed.0030140.

17 Ebd.
18 Roberto Raschetti et al.: Cholinesterase inhibitors in mild cognitive impairment: a systematic review of randomised trials, *PLOS Medicine*, 2007 Nov 27; 4 (11):e338.
19 Tom Russ und Joanne Morling: Cholinesterase inhibitors for mild cognitive impairment, *Cochrane Database Systematic Review;* 2012 Sep 12; 9: CD009132. doi: 10.1002/14651858.CD009132.pub2.
20 Den 88 Jahre alten Mann habe ich für eine Titelgeschichte im *Spiegel* interviewt. Vgl.: Jörg Blech: Vorsicht. Medizin!, *Der Spiegel* Nr. 33/2011.
21 Ulrike Junius-Walker: Prevalence and predictors of polypharmacy among older primary care patients in Germany, *Family Practice*, 2007 Feb; 24 (1). S. 14–19. Epub 2006 Dezember 11.
22 AR Moore und ST O'Keefe: Drug-induced cognitive impairment in the elderly, *Drugs Aging*. 1999 Jul; 15 (1), S. 15–28.
23 www.priscus.net.
24 Monica Gupta et al.: Reversible dementia and gait disturbance as a result of polypharmacy, *BMJ Case Reports* 2013; doi: 10.1136/bcr-2013-008932.
25 Stellungnahme der Deutschen Gesellschaft für Psychiatrie und Psychotherapie, Psychosomatik und Nervenheilkunde Nr. 5/2013. Die Autoren sind Wolfgang Maier, Peter Falkai und Andreas Heinz.
26 Reser: Alzheimer's disease and natural cognitive aging may represent adaptive metabolism reduction programs, a. a. O., 2009.

KAPITEL 13   **Was die Seele stark macht**

1 Gerd Kempermann: The neurogenic reserve hypothesis: what is adult hippocampal neurogenesis good for? *Trends in Neuroscience*, 2008 Apr; 31 (4), S. 163–169. doi: 10.1016/j.tins.2008.01.002. Epub 2008 Mar 7.
2 Julia Freund et al.: Emergence of Individuality in Genetically Identical Mice, *Science*, Vol. 340, no. 6133, S. 756–759. doi: 10.1126/science.1235294.
3 Cyrus A. Raji et al.: Brain structure and obesity, *Human Brain Mapping* Volume 31, Issue 3, S. 353–364, März 2010.
4 Tarique Perera, Sungshic Park und Yelena Nemirovskaya: Cogni-

tive Role of Neurogenesis in Depression and Antidepressant Treatment, *Neuroscientist*, August 2008, Vol. 14, Nr. 4, S. 326–338.

5 Christoph Nissen: Learning as a Model for Neural Plasticity in Major Depression, *Biological Psychiatry*, Volume 68, Issue 6, S. 544–552, 15 September 2010.

6 Majid Fotuhi: Modifiable factors that alter the size of the hippocampus with ageing, *Nature Reviews Neurology*, 2012 Mar 13; 8 (4): S. 189–202. doi: 10.1038/nrneurol.2012.27.

7 Jörg Blech: *Die Heilkraft der Bewegung*, Frankfurt am Main 2014.

8 Britta Hölzel et al.: Mindfulness practice leads to increases in regional brain gray matter density, *Psychiatry Research*, 2011 Jan 30; 191 (1), S. 36–43. doi: 10.1016/j.pscychresns.2010.08.006. Epub 2010 Nov 10.

9 Thomas Schröder, der in Wahrheit anders heißt, habe ich für eine *Spiegel*-Titelgeschichte gesprochen. Vgl.: Jörg Blech: Heilen mit dem Geist, *Der Spiegel* Nr. 21/13.

10 Vladimir Bostanov, Philipp Keune et al.: Event-related brain potentials reflect increased concentration ability after mindfulness-based cognitive therapy for depression: A randomized clinical trial, *Psychiatry Research* 199 (2012), S. 174–180.

11 Ulrich Ott: *Meditation für Skeptiker*, München 2010.

12 Britta Hölzel et al.: Neural mechanisms of symptom improvements in generalized anxiety disorder following mindfulness training, *NeuroImage: Clinical*, Volume 2, 2013, S. 448–458.

13 Bethany Kok et al.: How positive emotions build physical health: Perceived positive social connections account for the upward spiral between positive emotions and vagal tone, *Psychological Science*, 24 (7), S. 1123–1132, 2013.

14 Julianne Holt-Lunstad et al.: Social Relationships and Mortality Risk: A Meta-analytic Review, *PLOS Medicine*, 2010, 7 (7): e1000316. doi: 10.1371/journal.pmed.1000316.

KAPITEL 14 **Wohl dem, der eine Macke hat**

1 David Weeks interviewte ich zu seinem Buch in Edinburgh. David Weeks: *Exzentriker*, Reinbek 1997.

2 Ulrich Kraft: Verrückte Genies, *Gehirn & Geist* vom 16. September 2004.

3 Zitiert nach der Arbeitsgemeinschaft der Psychoseseminare. www.psychose.de/downloadarchiv/P-psychosememinare_bock.pdf.
4 *The Economist* vom 2. Juni 2012.
5 Simon Baron-Cohen: Autism and the Technical Mind, *Scientific American* November 2012.

KAPITEL 15   **Nicht irremachen lassen**

1 In einem Vortrag am 27. November 2013 auf dem DGPPN-Kongress in Berlin.
2 Ivan Illich: *Die Nemesis der Medizin*, München 1995.
3 In einer persönlichen Mitteilung vom 23. August 2013.
4 Die Anzeige war eine Sonderveröffentlichung der DGPPN im *Tagesspiegel* vom 23. November 2013.
5 Ralph Hertwig: Grenzen der Selbstoptimierung, *Psyche im Fokus* (in press).
6 https://www.wissenschaft-online.de/sixcms/media.php/976/Gehirn_und_Geist_Memorandum.pdf
7 Ralph Hertwig: Grenzen der Selbstoptimierung, a. a. O.
8 In einer persönlichen Mitteilung vom 24. Mai 2013.
8 Janine Berg-Peer: *Schizophrenie ist scheiße, Mama!*, Frankfurt am Main 2013.
10 *Spiegel online* vom 31. Oktober 2013: »Jeder dritte Hartz-IV-Empfänger ist psychisch krank.«
11 Benedikt Rogge: *Wie uns Arbeitslosigkeit unter die Haut geht*, Konstanz 2013.
12 In einer persönlichen Mitteilung vom 11. November 2013.
13 Pressemitteilung der Stiftung Depressionshilfe vom 1. September 2013.
14 Vortrag von Wolfgang Schneider am 11. April 2013 auf einem Symposium der Friedrich-Ebert-Stiftung zum Thema »Medikalisierung sozialer Probleme«.
15 Thomas Bock: *Eigensinn und Psychose*, Neumünster 2012.
16 Martin Brüne: *Evolutionary Psychiatry*, Oxford 2010.

Register

Accident Hump 126
Achtsamkeitsmeditation / achtsamkeitsbasierte Stressreduktion 234–240
Aderhold, Volkmar 118
ADHS (Aufmerksamkeitsdefizit-/Hyperaktivitätsstörung) 57, 71 f., 86, 89 f., 93–115, 122 f., 251, 255, 257, 260
Agoraphobie 18, 154
Altersvergesslichkeit 206 f., 211
Alzheimer 72, 82, 187, 205–217, 219, 221 f., 224–227, 231
Alzheimer, Alois 205
Amygdala 238
Andreasen, Nancy 117
Andrews, Paul W. 168 ff.
Andrologie 200 f.
Angststörung 22, 52, 86 f., 106, 127, 141–146, 153, 156, 224, 237, 241
Anpassungsstörung 33, 57
Anregungsarmut 124, 260 f.
APA (American Psychiatric Association) 19, 21, 25, 122, 208
APS (Attenuated Psychosis Syndrome, abgeschwächtes Psychosesyndrom) 135–140
Arbeitslosigkeit 13, 28–31, 261 ff.
Arbeitsplatzphobie 43
ARMS (At Risk Mental States) 136
Armut 260, 262
ASD (Autism Spectrum Disorder) 50
Asperger, Hans 50
Asperger-Störung 50
AstraZenecav 56, 67, 72
Atkin, Ann 247

Atmung 239
Atrophie 231
Autismus 144, 250, 252
Aventis Pharma Deutschland 56
Baron-Cohen, Simon 252
Bayer Pharma 191
Beard, George 158
Beard, Renée 208, 211
Beck-Bornholdt, Hans-Peter 213
Behre, Hermann 200, 202
Belsky, Jay 90
Berg-Peer, Janine 258
Betablocker 146
Bewegung, geistige 199, 229, 233 f.
Bewegung, körperliche/Bewegungsmangel 78, 164, 204, 227, 229–233, 238 f., 244
Beziehungswahn 135
Biederman, Joseph 114, 120
Binge Eating Disorder (Fressattacken-Störung) 24, 48
bipolare Störung 58, 114 f., 120 f.
Bleuler, Eugen 249
BLIPS (Brief Limited Intermittent Psychotic Symptoms) 136
Bock, Thomas 255, 265
Body-Scan 239
Bostanov, Vladimir 235
Brahms, Johannes 248
Branson, Richard 251
Bristol-Myers Squibb 67
Brüne, Martin 85, 89, 91, 266
Buddhismus 234, 236 f., 239 ff.
Bundesinstitut für Arzneimittel und Medizinprodukte (BfArM) 217
Burnout 43, 57 f., 159–164, 260

Carlat, Daniel 115
Casey, BJ 130
Charcot, Jean-Martin 158
Charland, Louis 50
Cholinesterase 212 f., 215 – 219
Churchill, Winston 156
Computerangst 44
Correll, Christoph 119
Croskerry, Pat 33
Dalai Lama 236, 240
Darwin, Charles 79, 168
Demenz 72, 205 – 214, 218 f., 222 – 228, 231
Depression 13, 18, 29 f., 41, 45, 52 f., 55, 58, 62, 86 ff., 91 f., 144, 159 – 163, 165 – 170, 176 – 182, 232 f., 258, 262, 264
– schwere/major Depression 30, 166, 170, 179, 181, 235
desintegrative Störung im Kindesalter 50
Deutsche Gesellschaft für Mann und Gesundheit 197
Deutsches Kinderbulletin 261
DGPPN (Deutsche Gesellschaft für Psychiatrie und Psychotherapie, Psychosomatik und Nervenheilkunde) 26, 56, 67 f., 74, 102, 112, 116, 224, 256
Diabetes Typ 2 78
Diener, Hans-Christoph 69 f., 72 f.
Discomgoogolation 44
DMDD (Disruptive Mood Dysregulation Disorder, disruptive Launenfehlregulationsstörung) 23, 25, 122 f., 260
Dodel, Richard 210
Dopamin 89, 106, 204 f.
Döpfner, Manfred 71, 101
Dorian-Gray-Syndrom 41
Dörner, Klaus 27
drug holiday 224
DSM (Diagnostisches und Statistisches Manual Psychischer Störungen) 19 – 25, 44, 48, 50, 63 f., 100, 113 f., 121 f., 140, 143, 192, 206, 225, 254
Dubois, Paul 159
Dunn, Andrea 232
Dysphorie 171
Dysthymie 20
Einsamkeit 244
Einstein, Gillian 194
EIPS (Early Initial Prodromal States) 136
Eisai 72, 212
Eisele, Marion 209
Eisenberg, Leon 100 f., 107 f.
Elder, Todd 94
Eli Lilly and Company 63, 71, 191
Elisabeth von Österreich-Ungarn (Sisi) 46
Emetophobiker 43
Emrich, Hinderk 249
Essex 67
Esslinger, Hartmut 251
Falkai, Peter 41, 59, 67 ff.
Fegeler, Ulrich 124, 260 f.
Finucane, Thomas 216
Finzen, Asmus 26, 119, 138
Forest Pharmaceuticals 63
Forgas, Joseph 171 ff., 175
Frame, Janet 50
Frances, Allen 25
Freud, Sigmund 22
Gebärmutter 183 f.
Gebuhr, Klaus 160
Geburtskanal 81
GHKS (generalisierte Heiterkeitsstörung) 39 ff.
Giedd, Jay 128
GlaxoSmithKline 67, 73
Goethe, Johann Wolfgang 249
Goldstein, Joshua 125 f.
Gray, John 245 ff.
Griesinger, Wilhelm 99
Gronemeyer, Reimer 211

Hasler, Felix 86
Hegerl, Ulrich 161, 164
Heinz, Andreas 26, 66, 118
Hertwig, Ralph 257
Heuser, Isabella 162
Hippius, Hanns 254
Hippocampus 229–232, 235
Hjern, Anders 108
Hoarding-Störung 23
Hofer, Hans-Georg 200, 203
Hoffmann, Heinrich 98 f., 103
Hoffmann-LaRoche 63, 144
Holt, Stefanie 223
Holt-Lunstad, Julianne 243
Hölzel, Britta 234, 238
Hölzinger, Jürgen 159
Hormonersatztherapie 188 f.
HR (High-Risk State for Psychosis) 136
HSDD (Hypoactive Sexual Desire Disorder) 195 f.
Husten 83 f., 152 f.
Hypogonadismus 198, 201
Hysterektomie 184
Hysterie 158, 183 f., 190
IAD (Internet Addiction Disorder) 44
Iatrophobie 44
ICD (Internationale statistische Klassifikation der Krankheiten und verwandter Gesundheitsprobleme) 20, 47, 49, 58, 83 f., 143, 192, 206, 254
Illich, Ivan 254
Intelligenz 102, 228 (fluide/kristalline), 247, 250, 260
Jacobi, Frank 61
Jake the Rake Mangle-Wurzel → Gray, John
Janssen-Cilag 67, 71 f., 102, 104 f., 113
Jenapharm 197, 200 f.
Jobs, Steve 251
Johnson & Johnson 63

Kabat-Zinn, Jon 241
Kabbala 241
Kaduszkiewicz, Hanna 209, 212 f.
Käfig-Tiger-Syndrom 42
Kant, Immanuel 249
Kempermann, Gerd 229 f.
Keune, Philipp 235 f.
King, Marlee 193
Kirchengast, Sylvia 186
Kissling, Werner 159
Klemperer, David 64
klimakterisches Syndrom 186, 195
Klimakterium, männliches 199 f.
Kok, Bethany 242 f.
Kraft, Ulrich 249
Kupfer, David 63
Lärm 48
Lazar, Sara 234
Legume anorexia 39
Leibenluft, Ellen 121 f.
leichte neurokognitive Störung (mild neurocognitive disorder) 206 f.
Leisure-Sickness (Freizeitkrankheit) 42
Lesch, Klaus-Peter 105 f., 109
Lessing, Gotthold E. 249
Lieb, Klaus 65 f., 68, 74 f., 162 f.
Lieberman, Daniel 76, 78
Lilly Deutschland 56, 101, 104
Linden, Michael 18 ff., 27 f., 49
LIPS (Late Initial Prodromal States) 136
Lombroso, Cesare 190
Louyer-Villermay, Jean-Baptiste 183
Loving-kindness Meditation 243
Lundbeck 63, 67, 72
Lütz, Manfred 27
Machado de Assis, Joaquim Maria 16
Maharishi 236
Manchester, Sean 247
MAO (Monoaminooxidase) 89 f., 92, 144, 146
Maori 89
Marks, Isaac 152 f.

Maudsley, Henry 61
MBSR (Mindfulness-Based Stress Reduction) 241
MCI (Mild Cognitive Impairment, milde kognitive Beeinträchtigung) 207 ff., 211 f., 218 f.
Medice 71, 101 f., 104, 113
Medikalisierung sozialer Prozesse 256
Meditation 233–241, 243
Mendel, Kurt 199
Menopause 185 ff., 189, 196, 199 (des Mannes)
Menstruation 190, 193 f., 196
Messner, Reinhold 157
Meyerhöfer, Wolfram 124
Mezis (Mein Essen zahl' ich selbst) 66 f.
minore neurokognitive Störung 225
Molimina climacterica 199
Molimina menstrualia 190
Mollath, Gustl 36 ff.
Möller, Hans-Jürgen 69
Mönig, Heiner 201
Mozart, Wolfgang A. 248
Muskel-Dysmorphie 42
NAV-Virchow-Bund 160
Neary, Tara 208, 211
Neeleman, David 251
Nesse, Randolph 79, 83 f., 152 f.
Neumann, Heinrich 99
Neurasthenie 103, 158 f.
Neurogenese 229–232, 235
Nietzsche, Friedrich 249
Night-Eating-Syndrome 42, 48
Novartis 56, 63, 104, 111
ODD (Oppositional Defiant Disorder, Störung mit oppositionellem Trotzverhalten) 118, 121, 123, 260
Oehler, Klaus-Ulrich 105
Orfalea, Paul 251
Organon 56, 63

Orthorexie 43
Ott, Ulrich 237 f., 240
Ovarektomie 184
Panikstörung 22, 47, 54, 58
Paradies-Depression 41
Parasympathikus 241
Payer, Lynn 34
Persönlichkeitsbildung 230 f.
Pfizer 63, 67, 72, 212
Physician Payment Sunshine Act 74
Picasso, Pablo 249
Placebo 179, 188, 202, 214, 218
PMDD (premenstrual dysphoric disorder, prämenstruelle Dysphorie) 191 ff., 195
PMS (prämenstruelle/s Störung/Syndrom) 190–194
Poe, Edgar Allan 250
Polypharmazie 221 f.
positive Psychologie 171, 262
post-enzephalitisches Syndrom 99
posttraumatische Belastungsstörung 255
posttraumatische Verbitterungsstörung
→ PTED
präklinische Alzheimer-Erkrankung 207
prekäre Arbeitsverhältnisse 262 f.
primäre Insomnie 48
Priscus-Liste 223
Prostatakrebs 198, 202 f.
Psychosis Risk Syndrome (Psychoserisikosyndrom) 136 f.
PTED (posttraumatische Verbitterungsstörung) 18 f., 27 f., 30, 41, 49, 263
Purpura 33
Quinn, John 150
Reflextheorie 184
Rembrandt 248
reproduktive Seneszenz 186
Reser, Jared 226

Riepe, Matthias 72
Riley, Rebecca 115
Rogge, Benedikt 29 f., 262 f.
Rohde, Anke 46, 73
Romanos, Marcel 104
Rosenhan, David 34 ff.
Ruminieren 169 f., 177
Russell, Bertrand 148
Rutter, Mike 100
Sayes Gomez, Javier 165 f.
Schering 187
Schiller, Friedrich 249
Schizophrenie 35, 50, 57, 115–118, 135–139, 167, 248, 259
Schmacke, Norbert 53, 58
Schneider, Wolfgang 57, 264
Schubert, Christoph 105, 110 f.
Schüchternheitstherapie 147 f.
Schulte-Markwort, Michael 101
Schwartz, Lisa 203
Scott, Susie 146
Seidler, Eduard 103
Seneca 248
Serotonin 86, 88 f., 92, 105 f., 146, 168, 180
Servier Amerique 63
Severe Mood Dysregulation (schwere Launenfehlregulation) 121
Shire 71
Shorter, Edward 59, 184
Shubin, Neil 80
Sih, Andrew 149
Sisi-Syndrom 45 ff., 73
Skin Picking-Störung 23
Skoliose 81
SmithKline Beecham (SB) 45 f., 145
Smoller, Jordan 38 f., 123
Solvay Arzneimittel 187
Solvay Wyeth 63
soziale Phobie 20, 58, 141–146, 148, 156, 224
Spondylose 81
Stearns, Stephen 77

Steinberg, Laurence 133
Streeck, Ulrich 40 f.
Stress 57, 59 f., 82, 86, 88, 160, 163 f., 168, 211, 231 f., 234, 241, 257
Suizid 55, 162, 211, 258
Syndrom der Kindheit 38
TDD (Temper Dysregulation Disorder, Temperament-Fehlregulationsstörung) 122
Testosterongel 197 ff., 200
Testosteronmangel-Syndrom 197
Thiem, Ulrich 221
Thomson, J. Anderson 168 ff., 176 ff.
Thürmann, Petra 223
UHR (Ultra High Risk Individuals) 136
Ungleichgewichtshypothese 130 f.
Ussher, Jane 193
Vagusnerv / Nervus vagus 241 ff.
van Gogh, Vincent 248
Verkopfung 240
Vipassana 240
Wagner, Richard 248
Wakefield, Jerome 47, 148
Ward, John 247
Warnke, Andreas 106 f.
Weeks, David 245, 247 f.
Weidner, Wolfgang 201
Whitaker, Robert 116, 118
WIdO (Wissenschaftliches Institut der AOK) 161, 198
Wilburn, Edna 32 f.
Williams, George 79
Wilson, Robert 186 f.
Wittchen, Hans-Ulrich 21 ff., 27, 46 f., 63, 145
Woloshin, Steven 203
Women's Health Initiative 188
World Federation of ADHD 106
Wyeth 73, 145, 187 f.
Zen 238 ff.
Zimmermann, Thomas 213
Zuckerberg, Mark 250